国家出版基金项目
NATIONAL PUBLICATION FOUNDATION

"十四五"国家重点出版物出版规划项目

词说学科丛书

词说医学遗传学

DISCOVERING MEDICAL GENETICS VIA TERMS

全国科学技术名词审定委员会/编著

大连理工大学出版社
Dalian University of Technology Press

图书在版编目（CIP）数据

词说医学遗传学 / 全国科学技术名词审定委员会编著. -- 大连 : 大连理工大学出版社， 2025. 4. --（词说学科）. -- ISBN 978-7-5685-5450-3

Ⅰ. R394-61

中国国家版本馆 CIP 数据核字第 2025ES4280 号

词说医学遗传学

CISHUO YIXUEYICHUANXUE

出 版 人: 苏克治
策划编辑: 苏克治
责任编辑: 陈　曦　李舒宁
责任校对: 张　泓
封面设计: 冀贵收

出版发行: 大连理工大学出版社
（地址: 大连市软件园路80号，邮编: 116023）
电　　话: 0411-84707410　0411-84708842（营销中心）
0411-84706041（邮购及零售）
邮　　箱: dutp@dutp.cn
网　　址: https: //www.dutp.cn

印　　刷: 大连图腾彩色印刷有限公司
幅面尺寸: 147mm × 210mm
印　　张: 6.375
字　　数: 118 千字
版　　次: 2025 年 4 月第 1 版
印　　次: 2025 年 4 月第 1 次印刷
书　　号: ISBN 978-7-5685-5450-3
定　　价: 69.00 元

“词说学科”丛书

编辑委员会

刘　青　刘　行　马新宾　倪宝玉　潘书祥

渠鸿竹　沈　镭　石　楠　宋　彤　孙殿军

孙红英　孙全富　唐志敏　王存忠　王立军

王永栋　王志军　邬　江　吴重庆　效存德

颜　培　燕　琴　杨爱华　杨仁池　於　荣

张保军　张斌贤　张传茂　张建良　张　蕾

张　梅　张　维　张仰森　张玉森　赵景峰

朱　蕾

"词说学科"丛书
出版工作委员会

《词说医学遗传学》
编辑委员会

主　编： 贺　林

副主编： 朱金伟　吴　茜　商　涛

编　委： 曹　骎　郭熙志　贺　光　李保界　李　璨
李　丹　李兴旺　陆　青　马　钢　毛亚飞
平　勇　秦胜营　师咏勇　万春玲　吴　际
胥　川

前　言

在2016年5月30日召开的全国科技创新大会上，习近平总书记明确指出，科技创新、科学普及是实现创新发展的两翼，要把科学普及放在与科技创新同等重要的位置。2023年7月20日，习近平总书记给“科学与中国”院士专家代表回信时进一步指出：“科学普及是实现创新发展的重要基础性工作。希望你们继续发扬科学报国的光荣传统，带动更多科技工作者支持和参与科普事业，以优质丰富的内容和喜闻乐见的形式，激发青少年崇尚科学、探索未知的兴趣，促进全民科学素质的提高，为实现高水平科技自立自强、推进中国式现代化不断作出新贡献。”

浩瀚广博的专业知识获取一直是青少年科普的刚需。每当高考季，报考专业的选择都足以让广大青少年及家长焦虑。选择了合适的专业，就有更大可能性打开通向未来之门，成就好的人生。专业是教育部门根据社会分工的需要划分的学业门类。专业的背后是学科，学科是按照知识分类而划分的相对独立的知识体系。学科概念体系是学科“大厦”的骨架，而学科名词就是建构学科“大厦”的必备“砖瓦”。因此，通过传播科技名词来使青少年认知某个学科的样貌，是科学开展青少年科普工作的有效路径。

如同稳固的“大厦”需要优质的“砖瓦”，成熟的学科需要规范的学科名词。本丛书的编著者——全国科学技术名词审定委员会，是经国务院授权，代表国家审定公布科技名词的权威机构，其审定公布的学科名词具有权威性和约束力，是全国各科研、教学、生产、经营和新闻出版等单位应遵照使用的规范标准。全国科学技术名词审定委员会联合大连理工大学出版社开展的词说学科科普尝试，就是希望通过推广应用各学科规范名词，为青少年和社会大众降低学科知识学习的门槛。

截至2024年底，全国科学技术名词审定委员会已经审定公布了170种规范名词，涵盖生命科学、地球科学、物质科学、工程技术、数学信息计算机、医学卫生健康、国防军事、哲学社会科学、交叉科学等九大领域102个一级学科门类。我们首批选择了62个学科专业，包括动物学、植物学、微生物学、细胞生物学、遗传学、免疫学、生态学、心理学、大气科学、海洋科学技术、自然地理学、地球物理学、测绘学、地理信息科学、资源科学技术、化学、化工、光学、光学工程、计量学、电力、通信科学技术、钢铁冶金、冶金物理化学、有色金属冶金、材料科学与工程、机械学、机械制造、汽车工程、船舶工程、航空发动机、计算机科学技术、人工智能、建筑学、城乡规划学、古生物学、林学、畜牧学、药学、医学遗传学、泌尿外科学、呼吸病学、神经病学、烧伤学、手外科学、运动医学、生殖医学、消化内镜学、物理医学与康复、医学美学与美容医学、全科医学、血液学、睡眠医学、地方病学、放射医学与防护、金融工程、会计学、项目管理、语言学、教育学、中国古代史、世界历史等，以词说学科为之冠名，形成了这样一套以科技名词推广普及为主要内容特色的科普丛书。

“词说学科”丛书以青少年和社会大众为主要读者对象，编著者主要由院士专家、科技名词审定专家、各学科带头人及科技名词专职工作者担纲。国家最高科学技术奖获得者、两院院士李德仁，中国科学院院士孙鸿烈、张焕乔、冯士筰、陈运泰、周孝信、严加安、戎嘉余、褚君浩、贺林、沈树忠、梅宏、赵宇亮、陶智、高松、周忠和、朱敏、张平，中国工程院院士石玉林、张祖勋、刘先林、谢和平、郭东明、项昌乐、姜涛，中国社会科学院学部委员卜宪群，解放军总医院专业技术少将令狐恩强，中国科普作家协会理事长王春法等专家指导了丛书策划或有关分册编审等工作。不少学科名词审定委员会和部分全国学会直接参与组织有关分册的撰稿工作。两年多来，先后有近千位专家参与丛书编著工作，召开各级主编或编委会会议百余场。尽管不少专家是首次编著科普读物，但均对这项工作的意义表示了极大的认同，并为此付出了艰苦的努力，这也让如此浩大的一项国家级科普图书策划得以顺利推出！身处科研和教学一线的专家们积极响应全国科学技术名词审定委员会的号召来投身科普，生动地展现了当代中国的科学家精神。他们的无私奉献和使命担当，值得铭记。

平衡科学性与普及性，一直是科普工作面临的主要难题，也是贯穿“词说学科”丛书策划与编著始终的主要挑战。为了更好地突出丛书的编纂特色，我们将丛书的每个分册区分为正文和前、后件。正文坚持科学性与规范性，兼顾普及性；前、后件内容则突出普及性，把握科学性。

本丛书各分册的正文部分为“学科名词”。每个分册所选取的300~500条学科代表性词目，均来自全国科学技术名词审定委员会已经审定公布的学科名词，这些规范名词是我国该学科领域权威专家学者集体智慧的结晶。词目选取以同名学科名词书为主要来源（参考书目[1]），维持定名及释义不变，与“术语在线”保持一致。词目编排保留两级体系以系统展现学科核心概念，并兼顾社会热点和大众科普的需要。

本丛书的前件部分则包括“学科小传”“学科人物”“学科发展大事记”，后件部分则包括“名词故事”“名词工作实录”“参考书目”“名词索引”。“学科小传”主要介绍学科的产生背景及学科发展历程，深入浅出地描绘学科的发展与未来前景。“学科人物”选取在学科发展史中作出重要贡献、具有一定代表性的人物，简介其个人生平和主要成就。“学科发展大事记”以编年史的方式展现历史上学科发展过程中的重要事件。“名词故事”作为丛书的特色板块，将若干代表性科技名词背后的科学故事铺陈开来，让科技名词不仅是一个个语言文字符号，更是体现科学家非凡智慧和探索精神的鲜活实例，融知识性和趣味性为一体，以激发读者的学习兴趣。“名词工作实录”是对全国科学技术名词审定委员会所开展科技名词规范化工作的概要回顾，以展现我国科技名词事业发展的光辉历程。“参考书目”辑录了各分册参考或建议读者扩展阅读的主要文献。“名词索引”则安排在书末，便于读者概览或查检学科名词。

“词说学科”丛书能成功推出，得益于全国科学技术名词审定委员会审定专家们40年来的无私付出和长期积淀。经各学科名词审定委员会权威专家审定公布的规范名词，使得编委们“以简驭繁”的专业科普“底气”十足。全国科学技术名词审定委员会事务中心为确保公布名词的授权合理性，为每个分册分别委派了一位副主编，协助分册主编开展本分册的编写工作。

本丛书由大连理工大学出版社组织出版发行。大连理工大学出版社是由教育部主管、大连理工大学主办的综合型大学出版社。此前该社已策划的学科普及丛书“走进大学”系列，深受读者喜爱。大连理工大学出版社的社领导及学术分社同仁服务于各级编委会，在丛书策划、稿件组织、编辑加工、版式设计以及推广发行等环节都做了大量工作。

本丛书于2024年4月12日、9月3日被分别列入2024年度国家出版基金资助项目和“十四五”国家重点出版物出版规划项目，感谢国家新闻出版署、国家出版基金管理委员会以及各级评审专家的支持和指导！

“词说学科”丛书以“大家写小书”的形式连接

起专业领域与大众生活，可以作为阐释学科专业和科学知识普及的权威参考。我们也期待通过“词说学科”丛书的持续出版，实现“以名词术语为钥，启科学普及之门”的美好愿景，为推广普及汉语科技语言体系作出应有的贡献！

由于所涉学科众多，部分学科名词公布时间较早，部分内容涉及史实或人物评介，谬误或偏颇之处在所难免，期待广大读者与社会各界不吝批评指正！

“词说学科”丛书编委会

2025年4月

目　录

学科小传

医学遗传学是研究遗传因素在人类疾病的发生、发展和传递中的作用机制及规律，探索遗传病的诊断、治疗与预防手段的一门分支学科，主要包括细胞遗传学、生化遗传学、分子遗传学、群体遗传学、药物遗传学、肿瘤遗传学、发育遗传学和免疫遗传学等。医学遗传学是人类遗传学在医学领域中的应用，两者相互渗透、相辅相成，使人们能从基因水平理解遗传病的本质，从而不断优化遗传病的诊断和治疗策略。近年来，基因测序和基因治疗技术的不断进步极大地促进了医学遗传学的发展，为多种遗传病的遗传咨询、遗传诊断和治疗奠定了坚实的基础，对降低遗传病的发生率和提高人口质量具有重要意义。

医学遗传学的建立离不开现代遗传学奠基人——奥地利遗传学家孟德尔（Mendel）。1865 年，孟德尔根据豌豆杂交实验结果，提出生物性状的遗传是由遗传因子控制的，并揭示了遗传因子的分离定律和自由组合定律。然而，这一重要发现在当时并未引起学术界的重视，直到 1900 年才由荷兰植物学家德佛里斯（De Vries）、德国植物学家柯灵斯（Correns）和奥地利植物学家丘歇马克（Tschermak）分别予以证实，并总结为孟德尔定律，从而奠定了近代遗传学的基础，为医学遗传学的建立创造了条件。

1903 年，哈佛大学的法拉比（Farabee）在他的博士学位论文中报道了一个人类手部畸形的遗传家系，即 A-1 型短指。人类家族性 A-1 型短指（趾）症是人类遗传史上第一个有记录的符合孟德尔遗传规律的常染色体显性遗传病，可以说是人类遗传史上的里程碑之一。同一时期，美籍奥地利裔免疫学家兰德斯坦纳（Landsteiner）发现人类第一个血型系统——ABO 血型系统；德国医生加罗德（Garrod）最早提出尿黑酸尿症，并认为该病符合孟德尔隐性遗传的模式。1908 年，哈迪 - 温伯格定律被发现，奠定了群体遗传学研究的基础。1909 年，丹麦遗传学家约翰森（Johannsen）创造了基因（gene）一词；同年，埃尔（Ehle）提出了多基因学说，为研究多基因遗传病奠定了基础。

1910 年，美国生物学家摩尔根（Morgan）及其学生在大量果蝇杂交实验的基础上，提出了连锁与交换定律，并创立了基因论，揭示了基因是组成染色体的遗传单位，在染色体上呈线性排列，也是突变、重组、交换的基本单位。

1924 年，德国学者伯恩斯坦（Bernstein）证明了 ABO 血型是受一组复等位基因控制的，并严格遵循孟德尔遗传定律。1928 年，英国细菌学家格里菲斯（Griffith）发现了肺炎双球菌的转化现象，为后来证明 DNA 是遗传物质奠定了基础。

1944 年，美国生物学家埃弗里（Avery）、麦克劳德（MacLeod）、麦卡蒂（McCarty）在《实验医学杂志》发表肺炎球菌转化因子的论文，证实了 DNA（而不是蛋白质）是遗传的物质基础。

1953 年，美国生物学家沃森（Watson）和英国生物学家克里克（Crick）提出了 DNA 分子的双螺旋结构模型，两人因此共同获得了 1962 年诺贝尔生理学或医学奖，自此遗传学研究深入分子层面。1956 年，美国华裔遗传学家蒋有兴（Joe Hin Tjio）和瑞典隆德大学的莱文（Levan）证实了人类细胞含有 46 条染色体，开创了人类细胞遗传学的历史。1959 年，法国遗传学家勒琼（LeJeune）发现了唐氏综合征是由人体的第 21 号染色体变异造成的。

1961年，法国科学家莫诺（Monod）和雅各布（Jacob）首次提出了大肠杆菌乳糖操纵子模型，开创了基因表达调控的研究领域，两人因此共同获得了1965年诺贝尔生理学或医学奖。1962年，美国生物学家戈登（Gurdon）通过体细胞核移植成功克隆了非洲爪蟾，这项技术后来又被称为“体细胞克隆”。1968年，美国遗传学家尼伦伯格（Nirenberg）、霍拉纳（Khorana）和霍利（Holley）因为“破解遗传密码及其在蛋白质合成上的作用”，一起获得了当年的诺贝尔生理学或医学奖。1968年，瑞士遗传学家阿尔伯（Arber）、美国微生物学家内森斯（Nathans）和史密斯（Smith）第一次从大肠杆菌中提取出限制性内切酶，于1978年共同获得了诺贝尔生理学或医学奖，自此重组DNA技术开始发展。

1970年，美国病毒学家杜尔贝科（Dulbecco）和巴尔的摩（Baltimore）与美国分子生物学家特明（Temin）分别独立发现了逆转录酶，三人共同获得了1975年的诺贝尔生理学或医学奖。1972年，美国科学家伯格（Berg）建立重组DNA技术，首次成功实现重组DNA，被誉为“重组DNA之父”。1975年，英国生物学家萨瑟恩（Southern）创建Southern印迹杂交；同年，英国科学家米尔斯坦（Milstein）和克勒（Kohler）发明了单克隆抗体技术，两人因此共同获得了1984年诺贝尔生理学或医学奖。1976年，美国科学家毕晓普（Bishop）与瓦尔默斯（Varmus）发现原癌基因，两人因此共同获得了1989年诺贝尔生理学或医学奖。1977年，英国生物化学家桑格（Sanger）和美国物理学家吉尔伯特（Gilbert）分别提出了双脱氧链终止法和化学降解法测定DNA序列，这也标志着第一代DNA测序技术的诞生。他们与建立DNA重组技术的伯格（Berg）共同获得了1980年的诺贝尔化学奖。1977年，英国分子生物学家罗伯茨（Roberts）和美国遗传学家夏普（Sharp）发现了断裂基因，两人因此共同获得了1993年诺贝尔生理学或医学奖。1978年，世界上第一个“试管婴儿”诞生，开创了生殖医学领域的新纪元，英国生理学家爱德华兹（Edwards）也因此被誉为“试管婴儿之父”。

20世纪80年代之后，医学遗传学进入飞速发展时期。1981年，美国生物化学家切赫（Cech）和加拿大化学家奥尔特曼（Altman）分别发现了具有催化功能的核酶，打破了酶只能是蛋白质的传统观念，两人因此获得了1989年的诺贝尔化学奖。1983年，诺贝尔生理学或医学奖颁发给了麦克林托克（McClintock），以表彰她发现“跳跃基因”——转座子。1985 年，美国化学家穆利斯（Mullis）发明了聚合酶链式反应技术，可以在体外大量扩增 DNA 片段，因此获得了 1993 年诺贝尔化学奖。1985 年，首次提出“人类基因组计划”，旨在测定人类染色体中所包含的 30 亿个碱基对的核苷酸序列，绘制人类基因组图谱。

1990 年，美国正式启动人类基因组计划。随后，英国、法国、德国、日本和中国科学家也相继加入了这一计划。2001 年，人类基因组序列草图公布。2004 年，人类基因组序列图公布，自此人们离揭开人类生长、发育、衰老以及疾病相关基因的鉴定又近了一步。

致病基因及疾病易感基因的鉴定，有助于人们深入了解遗传病的病因和发病机制，也有助于开发新的诊断或干预治疗技术，是医学遗传学重要的研究内容。随着测序技术和人工智能的快速发展，人们对生命密码的解读也在继续深入，并且向治愈遗传病这个终极目标发起挑战。2010 年，英国生理学家爱德华兹（Edwards）因实现了试管婴儿技术获得了诺贝尔生理学或医学奖。2012 年，诺贝尔生理学或医学奖授予了英国生物学家戈登（Gurdon）和日本科学家山中伸弥，获奖理由是“发现成熟细胞可以重编程而获得多功能性”。2020年，法国科学家卡彭蒂耶（Charpentier）和美国科学家杜德娜（Doudna）共同获得了诺贝尔化学奖，以表彰两人在基因组编辑方法研究领域作出的突出贡献，这也预示着根治遗传疾病的梦想可能成为现实。

近年来，随着新一代测序等遗传检测技术的迅猛发展，一系列颠覆性的新方法、新技术在辅助生殖和产前诊断中得到推广和应用，获得了海量的基因组信息。如何解读这些基因密码，以便帮助人们更好理解疾病机制，进而找到预防、诊断和治疗疾病的有效方法，则需要遗传咨询来发挥重要作用。遗传咨询和遗传检测构成了“手背”与“手心”的关系，两者缺一不可。遗传咨询联合人类基因组技术和医学遗传学知识，为人们开展遗传诊断、遗传治疗等相关医学服务。遗传咨询师可以将先进的技术以通俗易懂的方式传递给普通大众，同时能为普通大众遇到的遗传问题提供建议及相关解决方案，使先进技术迅速、准确地转化为临床应用。2015年，中国遗传学会遗传咨询分会在上海成立，在我国遗传咨询发展道路上具有里程碑意义，自此我国遗传咨询事业开始走上快车道。

未来，医学遗传学将继续帮助人类更好地理解健康和疾病的含义。基因组测序的人群规模还将进一步扩大，对疾病的致病基因和变异的研究也将更加系统和全面。研究人员和遗传咨询师可以通过解读个体基因组信息，并综合考虑遗传因素与环境因素的相互作用，进而指导临床疾病的预防、诊断和治疗，最终实现更高效的“新医学”模式：新医学 = 老医学 + 基因组学 + 遗传咨询，使人类加速掌握解决健康问题的真正钥匙。

学科人物

格雷戈尔·孟德尔

格雷戈尔·孟德尔（Gregor Mendel，1822—1884），奥地利遗传学家，遗传学的奠基人。他提出了遗传单位是遗传因子（现代遗传学称为基因）的论点，并揭示出遗传学的两个基本定律——分离定律和自由组合定律。这两个重要定律的发现和提出，为遗传学的诞生和发展奠定了坚实的基础，这也正是孟德尔的重大科研成果。遗憾的是，孟德尔当时的思想和理论远远超越了他所处时代人们的认知，使得他的发现成果当时没有得到世人的重视，以致在当时被埋没了几十年。

托马斯·摩尔根

托马斯·摩尔根（Thomas Morgan，1866—1945），被誉为“现代遗传学之父”。摩尔根和他的学生用果蝇作为材料研究性状的遗传方式，发现了基因的连锁与交换定律，并提出基因是组成染色体的遗传单位，在染色体上呈直线排列，也是突变、重组、交换的基本单位。1928 年，摩尔根出版了《基因论》，对基因这一遗传学基本概念进行了具体而明确的描述，为分子生物学的发展创造了条件。

詹姆斯·沃森和弗朗西斯·克里克

1953 年，詹姆斯·沃森（James Watson，1928—　）和弗朗西斯·克里克（Francis Crick，1916—2004），共同提出了 DNA 分子的双螺旋结构模型，开创了遗传学发展史上的新纪元。这一发现对遗传学的一系列核心问题，如 DNA 的分子结构、相对稳定性和变异性等，以及 DNA 作为遗传物质如何储存和传递遗传信息等提供了科学的解释，明确了基因的本质是 DNA 分子上的一个片段，从而开创了分子遗传学这一崭新的科学领域，为从分子水平上研究基因的结构和功能，从而揭示遗传和变异的奥秘奠定了坚实的基础。

维克多·马克库斯克

维克多·马克库斯克（Victor McKusick，1921—2008），医学遗传学之父。1957年，马克库斯克建立了首个医学遗传病门诊部。1966年，马克库斯克与同事编撰并出版了《人类孟德尔遗传》（*Mendelian Inheritance in Man*），将当时已知或怀疑与人类临床症状相关的基因记录下来。随着互联网的出现，1987年，在线《人类孟德尔遗传》数据库发布，成为全世界临床医生、科研人员及患者获取有关基因和疾病关联的重要数据库之一。

谈家桢

谈家桢（1909—2008），中国遗传学家、教育家和社会活动家，中国现代遗传学奠基人。他从事遗传学研究和教学七十余年，被誉为“中国的摩尔根”。他发现了瓢虫鞘翅色斑变异的镶嵌显性遗传现象，引起国际遗传学界的巨大反响，被认为是经典遗传学发展的重要补充和现代综合进化理论的关键证据。他建立了中国第一个遗传学专业，第一个遗传学研究所和第一个生命科学学院。

李汝祺

李汝祺（1895—1991），中国现代遗传学的创始人之一，是摩尔根实验室第一个获得博士学位的中国留学生。他的关于黑腹果蝇发生遗传学研究的博士论文《果蝇染色体结构畸变在发育上的效应》于1927年发表在美国著名学术期刊 *Genetics* 上，此论文至今仍被国际遗传学界公认为是研究发生遗传学的经典。他是第一位把细胞遗传学介绍到中国的学者，为我国培养了一大批遗传学研究骨干。

卢惠霖

卢惠霖（1900—1997），中国医学遗传学家。他早年在摩尔根果蝇实验室实习，回国后将摩尔根的《基因论》翻译成中文，并于1959年正式出版发行，对国人学习基因学说起到了重要作用。1963年，卢惠霖筹建了国内首个医学遗传学研究组。20世纪70年代初，他与夏家辉等人最早从国外引进了染色体观察与分析的G显带技术，并建立了C带、Q带及高分辨染色体G显带技术，绘制了中国第一张人类染色体核型模式图。

贺 林

贺林（1953— ），中国遗传生物学家，中国科学院院士。他率先揭开了遗传界百年之谜——人类遗传史上第一个有记录的孟德尔常染色体显性遗传病 A-1 型短指（趾）症的致病机理。并发现了国际公认的世界上第一例以中国人姓氏命名的、罕见的恒齿缺失的“贺-赵缺陷症”，并成功定位了该致病基因，由此结束了中国作为遗传资源大国而又没有自己发现和命名遗传病的尴尬局面，该病也正式被国际医学界权威的在线《人类孟德尔遗传》数据库收录。此项工作为人类重要的遗传现象乳-恒齿交替的发生与恒齿形成机理的认识提供了新的分子生物学证据，也为临床上开展相关的遗传咨询工作奠定了基础。

杨焕明

杨焕明（1952— ），中国基因组学家，中国科学院院士。人类基因组计划于1990年在美国启动，随后英国、日本、法国、德国相继参与。1999年，中国成为第六个参与该计划的唯一的发展中国家，得到了完成人类3号染色体短臂上一个约3 000万个碱基对区域的测序任务，该区域约占人类整个基因组的1%。杨焕明带领团队高质量完成了这1%的测序任务，后续还完成了人类基因组单体型图的“中国卷”，为世界和中国基因组学研究作出了积极贡献。

学科发展大事记

◎ 1865 年，孟德尔（Mendel）根据豌豆杂交实验，提出了遗传因子的分离定律和自由组合定律。

◎ 1879 年，弗莱明（Fleming）首次发现染色质。

◎ 1883 年，萨顿（Sutton）提出了遗传基因在染色体上的学说。

◎ 1888 年，瓦尔代尔（Waldeyer）正式将染色质命名染色体。

◎ 1903 年，人类遗传史上第一个有记录的孟德尔常染色体显性遗传病——人类家族性 A-1 型短指（趾）症被报道。

◎ 1910 年，摩尔根（Morgan）及团队的果蝇实验揭示了染色体上的基因是遗传物质的本质。

◎ 1949 年，刘祖洞与徐道觉共同发表了《中国人群一样本中的折叠舌和卷舌》研究论文。

◎ 1952 年，徐道觉发现了低渗液预处理方法，为精确确定人体染色体数目及其他哺乳动物染色体数目，提供了一种强有力的研究手段。

◎ 1953 年，沃森（Watson）和克里克（Crick）提出了 DNA 分子的双螺旋结构模型。

◎ 1956 年，蒋有兴（Joe Hin Tjio）和莱文（Levan）首次发现和证实了正常人的细胞染色体数目是 46 条。

◎ 1956 年，谈家桢在复旦大学开办了中国第一个专门讲授遗传学理论的研究班，开始招收研究生和进修生，以加快培养遗传学的研究人才。

◎ 1957 年，马克库斯克（McKusick）建立了首个医学遗传科。

◎ 1966 年，《人类孟德尔遗传》出版。

◎ 1969 年，首次发现母体外周血中存在胎儿细胞。

◎ 1972 年，首次实现重组 DNA，推动了分子生物学的发展。

◎ 1978 年，世界上第一个“试管婴儿”诞生，开创了生殖医学领域的新纪元。

◎ 1979 年，实现首例 DNA 诊断。

◎ 1985 年，美国生物化学家穆利斯（Mullis）发明聚合酶链反应技术，用于扩增特定的 DNA 片段，成为分子诊断的核心技术。

◎ 1990 年，人类基因组计划正式启动。

◎ 1996 年，世界上第一只克隆羊多莉诞生。

◎ 1997 年，香港中文大学卢煜明发现母体外周血中存在胎儿游离 DNA。

◎ 2000 年，上海交通大学贺林团队首次把 A-1 型短指（趾）症致病基因定位于 2 号染色体长臂的特定区域，并于次年发现并克隆了致病基因 *IHH*，率先成功揭开了这个遗传界百年未解之谜。

◎ 2001 年，人类基因组序列草图公布。

◎ 2004 年，人类基因组序列图公布。

◎ 2005 年，新一代测序技术出现，极大提高了检测速度，降低了检测费用。

◎ 2006 年，“光遗传学”概念被首次提出。

◎ 2008 年，无创产前诊断方法建立。

◎ 2010 年，国内无创产前基因检测开始开展。

◎ 2015 年，中国遗传学会遗传咨询分会成立。

◎ 2019 年，国家卫生健康委能力建设和继续教育中心遗传咨询能力建设专家委员会成立。

学科名词

1. 医学遗传学基础

遗传学

genetics

研究生物遗传与变异的本质及其规律，探索基因的结构、功能、传递、表达及变异规律的学科。

人类遗传学

human genetics

研究人类性状的遗传与变异的本质及其规律的遗传学分支学科。

医学遗传学

medical genetics

研究遗传因素在人类疾病的发生、传递中的作用机制及其规律，探索遗传病的诊断、治疗与预防手段的遗传学分支学科。是人类遗传学在医学领域中的应用。

临床遗传学

clinical genetics

研究遗传病的咨询、诊断和治疗的学科。是医学遗传学的临床应用学科。

临床细胞遗传学

clinical cytogenetics

研究细胞遗传学理论与技术在医学中应用的遗传学分支学科。主要探索染色体改变与疾病表型的关系，涉及染色体病的诊断、预后、防治和遗传咨询。

细胞遗传学

cytogenetics

主要研究细胞中染色体的结构、变异、行为和传递等机制及其生物学效应的遗传学分支学科。

体细胞遗传学

somatic cell genetics

以体外培养的高等动植物或人的体细胞为主要研究对象，探讨生物遗传与变异规律的遗传学分支学科。

微细胞遗传学

microcytogenetics

运用人类高分辨染色体显带技术，研究染色体微细结构及结构改变后的遗传效应的学科。

分子生物学

molecular biology

从分子水平探讨生物大分子的结构及其在遗传信息和细胞信息传递中的作用，阐明遗传、生殖、生长和发育等生命基本特征的分子机制的学科。

分子遗传学

molecular genetics

利用遗传学与分子生物学技术，在分子水平研究基因结构、复制、表达及其调控的遗传学分支学科。

医学分子遗传学

medical molecular genetics

利用分子生物学技术，在分子水平揭示疾病与遗传因素的关系，探索新的疾病诊疗技术和防治途径的遗传学分支学科。

分子细胞遗传学

molecular cytogenetics

从分子和细胞层面研究生物遗传与变异的本质及其规律的遗传学分支学科。为分子生物学与细胞遗传学的交叉学科。

生化遗传学

biochemical genetics

主要研究控制生物大分子生物合成和生化代谢途径的遗传机制的遗传学分支学科。

免疫遗传学

immunogenetics

研究生物体免疫反应的遗传机制的遗传学分支学科。为免疫学和遗传学的交叉学科。

生理遗传学

physiological genetics

研究遗传因素在各种生理功能中所发挥的作用及其机制的遗传学分支学科。

病理遗传学

pathogenetics

研究疾病的发生、发展和转归等过程中相关遗传因素及作用机制的遗传学分支学科。

毒理遗传学

toxicological genetics

用遗传学方法研究环境中有害的化学、物理和生物因子对生物体遗传物质的毒性效应及作用机制的遗传学分支学科。

发育遗传学

developmental genetics

研究生物体生长发育过程中细胞分裂、分化、形态形成等过程的遗传机制的遗传学分支学科。

肿瘤遗传学

cancer genetics

研究遗传因素在肿瘤的发生、发展、易感、防治和预后等过程中的作用机制的遗传学分支学科。

辐射遗传学

radiation genetics

研究电离辐射和非电离辐射的遗传学效应与作用机制、健康效应及其防护策略的遗传学分支学科。

遗传流行病学

genetic epidemiology

研究遗传因素在家族、人群健康与疾病发生过程中的作用与机制，探索相关遗传因素与环境因子相互作用对疾病发生、流行和控制的影响机制的遗传学分支学科。

正向遗传学

forward genetics

从性状入手研究决定该性状相关基因的结构、定位、功能和传递规律的学科。

反向遗传学

reverse genetics

又称“替代遗传学（surrogate genetics）”。运用分子生物学技术，改变生物体的遗传结构，观察遗传物质修饰后的表型效应，从而确定基因的生物学功能的学科。

人类基因组

human genome

人类遗传信息的总和。包括两个相对独立而又相互关联的基因组，核基因组与线粒体基因组。

线粒体基因组

mitochondrial genome

真核细胞线粒体中所包含的全部 DNA 分子。

基因组学

genomics

研究生物体基因组的组成、结构与功能的学科。包括全基因组 DNA 序列、遗传标记图谱的构建、基因之间相互作用及其生物学效应等内容。

结构基因组学

structural genomics

研究全基因组的结构并构建高分辨率的遗传图、物理图、序列图和转录图，建立基于基因组结构的蛋白质三维结构的学科。

功能基因组学

functional genomics

利用结构基因组学所取得的结构信息，在基因组水平研究所有编码序列及非编码序列的生物学功能及其相互关系的学科。

化学基因组学

chemical genomics

利用生物活性小分子化合物探针与疾病相关基因或其编码的蛋白质之间的亲和作用进行高通量筛选，探讨个性化用药策略和以特殊人群为对象进行新药开发的学科。

营养基因组学

nutrigenomics

研究膳食组分对基因组结构与表达的影响、营养因素与基因相互作用的机制及健康效应和个性化营养干预策略的学科。

药物基因组学

pharmacogenomics

从基因组水平研究不同个体及人群对药物反应的差异，探讨个性化用药策略的学科。

环境基因组学

environmental genomics

研究生物体在基因组水平如何响应外界环境变化及其多样性的遗传机制，识别、鉴定基因组中环境响应相关基因及其功能的学科。

进化基因组学

evolution genomics

研究生物进化过程中基因组各种组分的动态变化和变异，揭示生物类群之间的系统发育关系和进化规律的学科。

表型组学

phenomics

研究生物个体形态发生和生理特征发育等过程中，基因组和环境因子相互作用而产生生物表型多样性的学科。

计算基因组学

computational genomics

运用计算机科学技术和信息技术对基因组序列与后基因组研究所产生的数据进行破译和建模的学科。其是生物信息学的分支学科。

表观基因组学

epigenomics

在基因组的水平上研究不改变基因组序列，而通过表观遗传修饰调控基因或基因组表达的学科。

转录组学

transcriptomics

研究细胞或生物体在相同环境或生理条件下所产生的全部转录物的组成、结构、功能的学科。

蛋白质组学

proteomics

研究细胞或生物体产生的全部蛋白质的组成、结构、修饰、功能及相互作用的学科。

计算蛋白质组学

computational proteomics

利用计算机科学技术和信息技术对蛋白质组学的数据进行分析和建模的学科，为生物信息学的分支学科。

生物信息学

bioinformatics

运用计算机科学技术和信息技术开发新算法和数据库信息系统，对生物学过程进行数据分析和归纳甄别，确定数据所蕴含的生物学意义并建模，更新生物学与医学知识，开发新的数据分析工具的学科，为生物学与信息学相结合的交叉学科。

基因组医学

genomic medicine

在基因组 DNA 的序列结构及其生物学功能的基础上，研究疾病的发生和防治的学科。

预测医学

predictive medicine

一门古老而崭新的综合性学科，是以预知先觉人体身心健康与病症状况为主，测、防、治相结合的新兴的医学科学体系，也是根据个人基因组中有无与某种疾病相关的基因或 DNA 序列来预测患病风险的学科。

转化医学

translational medicine

将基础研究的成果转化成临床应用的诊断或治疗手段的一类医学模式。包括将基础医学研究的成果，转化为临床实践的技术和方法；同时又从临床治疗中提出亟须解决的基础性问题。

个性化医疗

personalized medicine

根据患者的遗传组成确定其对疾病的易感性及对药物或治疗措施的可能性反应，决定患者治疗方案的一种医疗模式。

精准医疗

precision medicine

一种将个人基因组成、环境与生活习惯差异考虑在内的疾病预防和治疗的医学模式。

人类基因组计划

Human Genome Project, HGP

于 20 世纪 80 年代提出，由美、英、日、中、德、法参加并于 2001 年完成的针对人体 23 对染色体全部 DNA 的碱基对（3×10^9）序列进行排序，对大约 25 000 个基因进行染色体定位，构建人类基因组遗传图谱和物理图谱的国际合作研究计划。

环境基因组计划

Environmental Genome Project, EGP

1998 年，由美国国立环境卫生科学研究所启动的一项科学研究计划。主要目标是识别对环境暴露相关疾病危险度起决定作用的环境应答基因及其多态性特征，同时加速疾病病因学中基因与环境相互作用的流行病学研究。

后基因组时代

post-genome era

在完成若干种全基因组测序后，诠释序列包含的信息并阐明其生物学功能的一个新的发展时期，是从事分子生物学的科学工作者将研究方向向功能基因组学转移的时代趋势。

一基因一多肽假说

one-gene one-polypeptide hypothesis

一个基因决定一条多肽链结构的假说。提出多亚基的蛋白质遗传变异可以仅体现在一条多肽链上。该假说已替代了一基因一酶假说。

一基因一酶假说

one-gene one-enzyme hypothesis

1941 年，由美国的比德尔（G. Beadle）和塔特姆（E. Tatum）提出的一个基因控制一种酶的合成，每一种酶催化一步生化反应的假说。

遗传

heredity, inheritance

性状由亲代向子代传递的现象和过程。

变异

variation

亲代与子代间，同一物种或群体内的不同个体间基因型或表型的差异。

分子进化

molecular evolution

生物进化过程中生物大分子的演变现象。主要包括蛋白质分子的演变、核酸分子的演变和遗传密码的演变。

遗传病

genetic disease, hereditary disease, inherited disease

经典的遗传病概念是指由亲代生殖细胞中基因突变或染色体变异导致子代发生的相关疾病。现代的遗传病概念是指遗传物质改变（基因突变或染色体变异）所引起的疾病。

基因组病

genomic disorder

由人类基因组 DNA 结构重排而引起的一类疾病。涉及以序列为基础的邻接基因重排引起基因组的不稳定性。其发生的原因包括同源重组、低拷贝重复、拷贝数变异、非同源末端连接、反转录转座、多 AT 的回文结构、B-DNA 构象、复制叉拖延和模板转换等。

出生缺陷

birth defect

又称“先天[性]异常（congenital anomaly）”。胚胎发育紊乱引起的形态、结构、功能、代谢、行为等方面的异常的统称。大多数出生缺陷表现为先天畸形。

先天性疾病

congenital disease

母亲在妊娠期间接触环境有害因素，或缺乏某些营养成分如叶酸等，引起的胎儿先天异常。但如家族中还有其他人患同一种病且发病年龄相似，就可能是遗传病。

体细胞遗传病

somatic cell genetic disease

体细胞中的遗传物质突变导致的疾病。只在特异的体细胞中发生。其中一个范例是肿瘤，其恶性表型的发展通常是控制细胞生长的基因发生突变所致。

血红蛋白病

hemoglobinopathy

血红蛋白分子结构异常（异常血红蛋白病），或珠蛋白肽链合成速率异常（珠蛋白生成障碍性贫血，又称地中海贫血）所引起的一组遗传性血液病。临床表现可有溶血性贫血、高铁血红蛋白血症、由血红蛋白氧亲和力增高或减低引起组织缺氧,或代偿性红细胞增多所致发绀。

膜蛋白病

membrane protein disease

由膜蛋白遗传性缺陷而引发的疾病。如膜受体病、膜骨架蛋白病、膜转运蛋白病、膜抗原缺陷病、膜结合酶蛋白病等。

转运病

transport disease

由转运蛋白结构或功能异常引起的一类遗传病。如转运胱氨酸能力的先天性缺陷，致使尿中胱氨酸浓度明显升高而形成的胱氨酸结石。

显性性状

dominant character

由显性基因控制、在杂合子中表现出来的性状。

隐性性状

recessive character

杂合子中被显性等位基因掩盖而未表现的性状。

基因型

genotype

一个生物体或细胞特异性状的等位基因组成。

纯合子

homozygote

又称“纯合体”。二倍体生物中，一对同源染色体的特定基因位点上有两个相同等位基因的个体或细胞。

杂合子

heterozygote

又称“杂合体”。二倍体生物中，一对同源染色体的特定基因位点上有两个不同等位基因的个体或细胞。

半合子

hemizygote

只存在于一条同源染色体上，而不是成对出现的基因。如 X-Y 系统的雄性。

等位基因

allele

在一对同源染色体的同一位置上控制着相对性状的基因。

复等位基因

multiple allele

二倍体群体中同一基因位点上具有两个或两个以上变异状态的基因。

非等位基因

non-allele

位于同源染色体的不同位置或非同源染色体上的基因。

拟等位基因

pseudoalleles

又称“半等位基因（semi-alleles）”。所控制的性状相似、位点接近，但可通过重组而分开的基因。

分离定律

law of segregation

又称“孟德尔第一定律（Mendel’s first law）”。一对等位基因在杂合状态保持各自独立性，在形成配子时随同源染色体分离，按 1∶1 分配到不同配子中，使得 F_2 表型分离比是 3∶1，基因型分离比是 1∶2∶1。

自由组合定律

law of independent assortment

又称“独立分配定律”“孟德尔第二定律（Mendel’s second law）”。一对等位基因在杂合状态保持各自独立性”。位于非同源染色体上的两对或两对以上非等位基因，在配子形成时，同一对基因各自独立地分离，分别进入不同的配子，不同对的基因可自由组合。

连锁定律

law of linkage

又称“遗传第三定律”。1910 年摩尔根（T. H. Morgen）提出的遗传学定律。在配子形成过程中，位于同一染色体上的两个或两个以上非等位基因可随染色体伴同遗传，也可由于同源染色体的非姐妹染色单体间交换而改变连锁状态。交换可形成重组类型配子，是生物变异的基础之一。

连锁分析

linkage analysis

研究某一基因与其他基因排列和连锁关系的方法。

连锁基因

linked gene

位于同一染色单体上的基因。

连锁群

linkage group

位于同一染色单体上的基因群。

完全连锁

complete linkage

位于同一染色体上的基因不会因交换重组而分开的现象。

不完全连锁

incomplete linkage

位于同一染色体上的基因可因交换重组而分开的现象。

剂量效应

dosage effect

由基因拷贝数变化所产生的基因产物数量增减而导致表型差异的现象。

上位效应

epistatic effect

影响同一性状的两对非等位基因，其中一对基因（显性或隐性）抑制或掩盖另一对显性基因的作用时所表现的遗传效应。

克隆

clone

遗传组成完全相同的分子、细胞或个体组成的一个群体。将某特定的基因或 DNA 序列插入到载体分子中，产生大量相同目的产物的操作，或无性繁殖技术操作。

核酸

nucleic acid

由多个核苷酸或脱氧核苷酸通过 3′, 5′- 磷酸二酯键连接而成的一类生物大分子。具有非常重要的生物学功能，主要是储存遗传信息和传递遗传信息。包括核糖核酸（RNA）和脱氧核糖核酸（DNA）两类。其单体分别为脱氧核苷酸和核苷酸，由磷酸二酯键连接单体而聚合为 DNA 或 RNA。

核苷酸

nucleotide

一类由嘌呤碱或嘧啶碱、核糖或脱氧核糖及磷酸三种物质组成的化合物。戊糖与有机碱合成核苷，核苷与磷酸合成核苷酸，四种核苷酸组成核酸。许多单核苷酸也具有多种重要的生物学功能，如与能量代谢有关的腺苷三磷酸、脱氢辅酶等。也可以用于衡量 DNA 的长度。

脱氧核糖核酸

deoxyribonucleic acid, DNA

由四种脱氧核糖核苷酸经磷酸二酯键连接而成的长链聚合物，是遗传信息的载体。

遗传信息

genetic information

储存在 DNA 或 RNA 分子中的指导细胞或生命体所有活动指令的总和。由亲代传递给子代，或各细胞每次分裂时由细胞传递给细胞。具体是指核苷酸的排列顺序（DNA 中脱氧核糖核苷酸、RNA 中核糖核苷酸的排列顺序），其中包含调节序列和元件等。

基因

gene

遗传信息的基本单位。一般是指位于 DNA 或某些 RNA 分子上编码特定功能产物，如蛋白质或 RNA 分子的一段核苷酸序列。

基因测序

gene sequencing

指分析特定 DNA 片段的碱基序列，也就是腺嘌呤（A）、胸腺嘧啶（T）、胞嘧啶（C）与鸟嘌呤（G）的排列方式。

全基因组测序

whole genome sequencing, WGS

利用高通量测序平台对一种生物的基因组中的全部基因进行测序，测定其 DNA 碱基序列的方法。

[全]外显子组测序

whole exome sequencing, WES

利用序列捕获技术捕获全基因组中所有外显子区域DNA序列，富集后进行高通量测序的方法。可用于研究已知基因的单核苷酸多态性位点、插入缺失位点等，不适合用于研究基因组结构的变异。

遗传标记

genetic marker

可示踪染色体、染色体片段、基因等传递轨迹的一种遗传特性。染色体上的一个位点，具有可辨认的表型，可作为鉴定该染色体上其他位点、连锁群或重组事件的标志。如绘制遗传图时，可以用已知遗传特征的基因或等位基因作为分析其他基因的参照；遗传育种时，可参照已知的遗传标记来分离突变细胞或突变个体等。广义的遗传标记包括形态学标记、细胞学标记、生物化学标记和分子标记等。

遗传指纹

genetic fingerprint

每个个体基因组所特有的遗传标记所构成的图谱。

遗传多态性

genetic polymorphism

同一群体的不同个体或同一物种的不同群体存在不同基因型的现象。

基因座

gene locus

基因组中任何一个基因、基因的一部分或具有调控作用的 DNA 序列在染色体上的位置。

基因家族

gene family

基因组中存在的许多来源于同一个祖先、结构和功能相似的一组基因。同一家族的这些基因的外显子具有相关性，可在基因组内集中或分散分布。

多基因家族

multigene family

基因组内结构和功能相似、从相同祖先基因进化和变异而来的一组基因。在染色体上可分散或集中分布。

跳跃基因

jumping gene

又称“可移动基因（movable gene）”。可在染色体上移动或能随机插入宿主染色体的基因。

致死基因

lethal gene

一类因突变使生物表现出众多不利性状的基因。显性的致死基因可导致杂合子在成熟前死亡，而隐性的致死基因则对纯合子是致命的。

互补基因

complementary gene

若干非等位基因只有同时存在时才出现某一性状，其中任何一个基因发生突变时都会产生同一突变型性状，这些基因被称为互补基因。

基因相互作用

gene interaction

非等位基因相互作用，对同一性状发挥作用的遗传效应。

基因突变

gene mutation

由于核酸序列发生变化，包括缺失突变、定点突变、移框突变等，使之不再是原有基因的现象。

转换

transition

核酸序列中一种嘌呤 / 嘧啶被另一种嘌呤 / 嘧啶置换的突变，是点突变的一种形式。

DNA 修复

DNA repair

对受损伤的 DNA 进行结构和功能纠正的过程。

错义突变

missense mutation

DNA 的突变引起 mRNA 中密码子改变，从而导致氨基酸发生改变的现象。如 DNA 中某 GAA 发生转换突变成 AAA 后，使原编码的谷氨酸（Glu）变为赖氨酸（Lys）。

无义突变

nonsense mutation

DNA 的突变使 mRNA 中的密码子变为终止密码子，导致多肽链合成变短的现象。

同义突变

same-sense mutation

DNA 的突变虽引起 mRNA 中密码子的改变，但由于密码子的兼并作用，并未使编码的氨基酸改变的现象。

错配

mismatch

DNA 中一个位点的碱基对不符合通常的 G–C 或 A–T 配对的现象。可能是复制时错误碱基的引入或碱基的突变引起的。

错配修复

mismatch repair

一种纠正 DNA 复制过程中错配碱基的机制。核酸外切酶识别不能形成氢键的错配碱基，并切除一段多核苷酸，缺口由 DNA 聚合酶 I 修补及 DNA 连接酶封口。

动态突变

dynamic mutation

基因组内一些简单串联重复序列的拷贝数在每次减数分裂或体细胞有丝分裂过程中发生的改变。

副突变

paramutation

一种不符合经典遗传规律的遗传方式。一个等位基因通过影响杂合体中另一等位基因的转录而产生可遗传的表型变化。

条件突变

conditional mutation

在一定条件下表现为野生表型，但在特殊条件下出现突变表型的突变。

功能获得突变

gain-of-function mutation

导致获得原先没有的功能的基因突变。

功能失去突变

loss-of-function mutation

导致原有功能丧失的基因突变。

回复 [突变] 体

revertant

恢复野生型表型的突变体。

回复突变

back mutation

又称“反突变（reverse mutation）”。突变基因转变为野生型基因的过程。

生化突变体

biochemical mutant

代谢过程的某一生物化学步骤发生遗传改变所产生的细胞或个体。

显性突变

dominant mutation

一个等位基因突变后即可显现其表型效应的突变。

体细胞超变

somatic hypermutation

体细胞中出现的高频突变。

体细胞突变

somatic mutation

发生在体细胞遗传物质中的可遗传突变。

肿瘤启动突变

tumor promoting mutation

能够促进肿瘤发生的突变。

增变基因

mutator gene

可提高基因突变率的基因。

诱发突变

induced mutation, mutagenesis

简称“诱变”。利用各种物理、化学和生物因子等因素，引起基因发生突变的过程。

诱变剂

mutagen

能促进细胞或生物个体的突变发生并使突变频率高于自发突变的物理、化学或生物因子。

致畸剂

teratogen

能够导致胚胎发育畸形的物理、化学或生物因子。

孟德尔性状

Mendelian character

符合孟德尔遗传定律传递规律的性状。

孟德尔遗传定律

Mendel’s laws of inheritance

孟德尔（G. J. Mendel）根据豌豆杂交实验所提出的遗传学定律。包括分离定律和自由组合定律。

常染色体遗传

autosomal inheritance

性状由常染色体上的基因所决定的遗传现象。与性别无关。

X 连锁遗传

X-linked inheritance

位于 X 染色体上的基因及其控制性状的遗传方式。包括 X 连锁显性遗传（X-linked dominant inheritance）和 X 连锁隐性遗传（X-linked recessive inheritance）等。

Y 连锁遗传

Y-linked inheritance

又称“限雄遗传（holandric inheritance）”。位于 Y 染色体上的基因及其控制性状的遗传方式。

单基因遗传病

monogenic disease, single gene disorder

简称“单基因病”，又称“孟德尔遗传病”。由一对等位基因突变引起的遗传病。其遗传符合孟德尔遗传定律。可分为常染色体显性遗传病、常染色体隐性遗传病、X 连锁遗传病、Y 连锁遗传病等几类。

系谱

pedigree

又称“家谱”。记录某一家族各世代成员数目、亲属关系及有关遗传性状或遗传病在该家系中分布情况的图示。

系谱分析

pedigree analysis

又称“家谱分析”。根据家系中各成员的表型，分析预测某一性状或疾病在该家系中的遗传方式和后代的患病率。

性连锁基因

sex-linked gene

又称“伴性基因”。位于性染色体上的基因。

性连锁遗传

sex-linked inheritance

位于性染色体上的基因所决定的性状传递与性别相关联的遗传现象。

性连锁致死

sex-linked lethal

又称“伴性致死”。位于性染色体上的致死基因导致的死亡。

多基因遗传

polygenic inheritance

又称“多因子遗传”。一种涉及多个基因的遗传病的遗传模式。人类的一些遗传病不是取决于一对主效基因，而是由两对及以上等位基因控制的累加效应引起的。多基因控制的性状除受多对微效基因的影响外，还受环境因素的影响。

多基因遗传病

polygenic disease

由多对等位基因控制的性状或疾病。其基本遗传规律遵循孟德尔遗传定律，但还受环境因素的影响。该类疾病发病呈家族倾向，但遗传方式复杂。

线粒体遗传病

mitochondrial genetic disease

线粒体 DNA 或编码线粒体蛋白的核基因突变所引起的一类疾病。

癌基因

oncogene

一类存在于正常细胞内对细胞的增殖起正调控作用，具有潜在的诱导细胞恶性转化特性的基因。包括细胞癌基因和病毒癌基因。

癌家族

cancer family

一个家系的若干世代中有多个成员发生一种或几种不同类型的恶性肿瘤。

细胞癌基因

cellular oncogene

又称“原癌基因(proto-oncogene)”。存在于正常细胞中，与病毒癌基因同源，但通常不被激活的基因。产物有蛋白激酶类、生长因子类、生长因子受体类、细胞酶类、核内蛋白类等。该基因在某些理化因素刺激下可激活成为癌基因，导致细胞癌变。

病毒癌基因

viral oncogene

病毒具有的一种可以使宿主细胞发生癌变的基因。源自细胞中的正常基因——细胞癌基因。

肿瘤抑制基因

tumor suppressor gene

又称“抑癌基因”“抗癌基因”。通过调节细胞周期、细胞凋亡和损伤修复等机制抑制肿瘤发生的一类基因。

肿瘤抑制因子

tumor suppressor

肿瘤抑制基因的产物。通过调节细胞周期、细胞凋亡和损伤修复等机制抑制肿瘤发生。如 p53 和 RB 就是两个重要的肿瘤抑制因子。

转化基因

transforming gene

能使细胞发生癌变的基因或 DNA 序列。

转化细胞

transformed cell

在细胞内外促癌因子的诱导下正常细胞转变成具有癌细胞属性的细胞。

肿瘤转移

tumor metastasis

简称“转移”。肿瘤细胞从其原发灶经淋巴道、血管或体腔等途径转移到机体其他部位的过程。

转移基因

metastatic gene

一些能够促进或导致肿瘤转移的基因。如编码降解细胞外基质酶类的基因。这些基因的表达异常会导致细胞黏附能力下降，促使肿瘤细胞的扩散和转移。

转移抑制基因

metastatic suppressor gene

能直接或间接防止或抑制肿瘤细胞转移的基因。

主要组织相容性复合体

major histocompatibility complex, MHC

编码主要组织相容性抗原的一组紧密连锁的基因群。编码产物是抗原提呈和T细胞活化的关键分子，在启动特异性免疫应答和免疫调节中起重要作用。器官移植中MHC是决定个体间组织相容性的主要基因，参与移植物排斥。组成MHC的基因分为Ⅰ类、Ⅱ类和Ⅲ类。

组织相容性基因

histocompatibility gene

编码组织相容性抗原免疫特性的基因。

组织相容性抗原

histocompatibility antigen, H antigen

又称“移植抗原”。由组织相容性基因编码，代表个体特异性的同种异型抗原。非自身组织相容性抗原能诱发免疫应答，导致组织移植排斥反应。

H–Y 抗原

histocompatibility Y antigen, HY antigen

全称“组织相容性 Y 抗原”。雄性个体细胞表面的一种组织相容性抗原。基因位于 Y 染色体短臂，决定性腺向雄性方向发育。

单克隆抗体

monoclonal antibody, McAb, mAb

只识别一种抗原表位（抗原决定簇）的抗体，来自单个 B 细胞的克隆或一个杂交瘤细胞的克隆。

等位基因排斥

allelic exclusion

（1）控制某一性状的一对等位基因处于同一个体或细胞时，仅其中一个得以表达的现象。基因的不表达可由转录沉默或翻译阻滞等机制引起。（2）免疫球蛋白的杂合体只表达一对等位基因中的一个的现象。

获得性免疫

acquired immunity

又称“适应性免疫（adaptive immunity）”“特异性免疫（specific immunity）”。机体针对某一抗原所产生的高度专一性免疫。指个体出生后通过与抗原物质接触而由淋巴细胞所产生的免疫力，具有特异性和记忆性。

获得性免疫缺陷综合征

acquired immune deficiency syndrome, AIDS

简称“艾滋病”。由人类免疫缺陷病毒（HIV）感染所致的继发性免疫缺陷病。HIV 是一种能攻击人体免疫系统的病毒。它将人体免疫系统中最重要的 T 细胞作为主要攻击目标，大量破坏该细胞，使人体丧失免疫功能。

孟买血型系统

Bombay antigen system

又称“Hh 抗原系统（Hh antigen system）”。1952 年首次在印度孟买发现的 ABO 血型系统中的一种特殊血型。根据红细胞表面是否存在 H 抗原而对血液分型的人类血型系统。H 抗原是 A 抗原和 B 抗原的前体。

人类白细胞抗原

human leucocyte antigen, HLA

人类主要组织相容性复合体基因簇编码的抗原。因率先在白细胞膜上发现而得名。

基因替代疗法

gene replacement therapy

通过重组 DNA 技术，用正常基因替换有缺陷的基因，以达到治疗相关疾病的基因治疗法。

基因诊断

gene diagnosis

检测致病基因或疾病相关基因的改变，或患者体内病原体所特有的核苷酸序列，对疾病做出诊断的方法与策略。

基因治疗

gene therapy

采取基因替代或补偿、基因阻断或下调、基因纠正和基因表达调控等手段治疗遗传病的方法。

体细胞基因治疗

somatic cell gene therapy

改变患者体细胞的基因组成、结构或基因表达水平以治疗疾病的方法。

基因检测

gene test

通过血液、其他体液或细胞对 DNA 进行检测的技术。

产前诊断

prenatal diagnosis

在出生前对胚胎或胎儿的发育状态、是否患有疾病等方面进行的检测诊断。

2. 细胞遗传学

细胞质遗传

cytoplasmic inheritance

又称“核外遗传（extranuclear inheritance）”“染色体外遗传（extrachromosomal inheritance）”“母体遗传（maternal inheritance）”。子代性状由细胞质内基因控制的遗传现象。传递规律不符合孟德尔定律。

ABO 血型系统

ABO blood group system

根据红细胞表面有无特异性抗原（凝集原）A 和 B 进行划分的血液类型系统。根据凝集原 A 和 B 的分布把血液分为 A、B、AB、O 四型。例如，红细胞上只有凝集原 A 的为 A 型血，其血清中有抗 B 凝集素。

分子伴侣

chaperone, molecular chaperone

细胞内协助其他蛋白质分子肽链正确折叠和转运的蛋白质。通常不参与靶蛋白的生理功能。主要有伴侣蛋白、热激蛋白 70 家族和热激蛋白 90 家族。

减数分裂

meiosis, reduction division

又称“成熟分裂（maturation division）”。有性生殖个体在生殖细胞成熟过程中所发生的一种特殊的细胞分裂方式。整个分裂过程包括两次连续的分裂，而 DNA 只复制一次，使所形成的生殖细胞染色体数目减半。

细胞周期

cell cycle

从一次细胞分裂结束开始，经过物质积累过程，直到下一次细胞分裂结束为止的全过程。包括 G_1 期、S 期、G_2 期和 M 期。

生殖细胞

germ cell, germocyte

特殊分化的、最终产生单倍体配子的细胞。

三体

trisomic

二倍体中某一对同源染色体增加了一条的细胞或个体。表示为 $2n+1$。

双三体

ditrisomic

二倍体中增加两条非同源染色体的细胞或个体。表示为 $2n+1+1$。

四体

tetrasomic

二倍体中某同源染色体增加两条的细胞或个体。表示为 $2n+2$。

缺体

nullisomic

二倍体中缺少一对同源染色体的非整倍体细胞或个体。表示为 $2n-2$。

3. 分子遗传学

基因重排

gene recombination

DNA 分子核苷酸序列的重新排列。可调节基因的表达或形成新的基因。包括：①同源重组时由于错配修复而生成非交互性重组链，将一个等位基因转换成另一个等位基因的过程。②异源双链 DNA 错配的核苷酸对在修复校正过程中所发生的一个基因变为其等位基因的现象。

蛋白质组

proteome

（1）由一个基因组所表达的全部相应蛋白质。（2）在一定条件下，存在于一个体系（包括细胞、亚细胞器和体液等）中的所有蛋白质。

沃森－克里克模型

Watson-Crick model

又称“DNA 双螺旋模型（DNA double helix model）”。沃森（J. D. Watson）和克里克（F. Crick）在 1953 年提出的 DNA 立体结构模型。认为 DNA 分子由两股反向平行的多聚脱氧核苷酸链，经互补碱基的氢键连接，并呈右手螺旋反式围绕同一轴心盘绕而成。

中心法则

central dogma

英国物理学家克里克（F. Crick）于 1958 年提出的阐明遗传信息传递方向的法则。即遗传信息从 DNA 传递至 RNA，再传递至多肽。20 世纪 70 年代逆转录酶的发现表明，还有由 RNA 逆转录形成 DNA 的机制，都是对中心法则的补充和丰富。

冈崎片段

Okazaki fragment

DNA 不连续复制产生的长 1～2 kb 的片段。随后共价连接成完整的单链。是以发现这种片段的日本科学家冈崎（Okazaki）的名字命名的。

半不连续复制

semidiscontinuous replication

DNA 复制时，前导链上 DNA 的合成是连续的，后随链上是不连续的，故名。

夏格夫法则

Chargaff rules

又称“碱基配对法则（base pairing rule）”。由奥地利生物化学家夏格夫（E. Chargaff）发现的 DNA 分子中四种碱基含量的规律。腺嘌呤（A）与胸腺嘧啶（T）的摩尔数相等，鸟嘌呤（G）和胞嘧啶（C）的摩尔数相等。

操纵子

operon

原核生物基因组中由调节基因、启动子、操纵基因、终止子和结构基因组成的一个转录功能单位。

操纵子学说

operon theory

1961 年由法国生物学家雅各布（F. Jacob）和莫诺（J. Monod）提出的关于原核生物基因结构及其表达调控的学说。

顺反子

cistron

包括编码区和其上、下游区域（引导区和尾部），以及在编码片段（外显子）间的割裂序列（内含子）。

遗传密码

genetic code

核苷酸序列所携带的遗传信息。编码 20 种氨基酸和多肽链起始及终止的一套 64 个三联体密码子。

翻译

translation

以 mRNA 为模板在核糖体上合成多肽链的过程。

冗余 DNA

redundant DNA

又称“丰余 DNA”。在基因组中含有多份拷贝的 DNA 序列及重复序列。

双链 DNA

double-stranded DNA, dsDNA

两条 DNA 单链通过碱基互补作用形成的双链 DNA 分子。

遗传冗余

genetic redundance

基因组内有 2 个或 2 个以上功能相同的基因的现象。

卫星 DNA

satellite DNA

真核细胞基因组中的高度重复 DNA 序列。总量可占全部 DNA 的 10% 以上。主要存在于染色体的着丝粒区域，通常不被转录。因其碱基组成中 GC 含量少，具有不同的浮力密度，在氯化铯密度梯度离心后呈现与大多数 DNA 有差别的“卫星”带而得名。

同源基因

homologous gene

进化起源相同且序列组成和功能相似的基因。

超基因

super-gene, supergene

真核生物基因组内紧密连锁的几个基因座。贡献于同一性状或一系列相互有关的性状，且其表达受单独调控。

超基因家族

supergene family

DNA 序列相似但功能不一定相关的若干个单拷贝基因或若干个基因家族的总称。

超家族

superfamily

从共同祖先进化而来但相似性较少的一组基因或蛋白质。

GT–AG 法则

GT–AG rule

又称“尚邦法则（Chambon rule）”。割裂基因中 5′端和 3′端剪接点的碱基排列规则。即 DNA 中内含子的序列开始于“GT”，结束于“AG”。当 DNA 转录为 RNA 时，切除内含子的机制能识别这些开始和结束的核苷酸序列。

反义寡核苷酸

antisense oligonucleotide

与 DNA 正链序列互补的寡核苷酸。

反义基因

antisense gene

与靶 DNA 序列互补的反义 RNA 的基因。

反转录病毒

retrovirus

能编码反转录酶的 RNA 病毒。病毒 RNA 基因组可反转录为病毒 DNA，并整合在宿主染色体中。

寡基因病

oligogenic disease

由一个疾病基因决定并由几个修饰基因共同作用的一类遗传病，是连接单基因病和多基因病的桥梁。

回文序列

palindrome, palindromic sequence

又称“回文对称”。(1)单条核酸序列内以对称点为中心，两侧碱基互补的核心序列区域。含有该区域的双链DNA从不同方向阅读不同单链时其序列一致，常见于限制性内切核酸酶的作用位点。(2)具有对称结构的DNA片段，即双链DNA中似发夹的结构，每条链从3′端或5′端开始阅读时其核苷酸序列均相同。

基因组

genome

单倍体细胞或病毒粒子所含的全部DNA分子或RNA分子。

单核苷酸多态性

single nucleotide polymorphism, SNP

同一物种不同个体的等位基因同一位点上单个核苷酸存在差别的现象。

DNA 指纹

DNA fingerprint

DNA经限制性内切核酸酶酶切后，以重复序列中的核心序列为探针进行DNA印迹杂交所形成的杂交带型。反映了个体DNA图谱特征。

微 RNA

microRNA, miRNA

真核生物中一类内源产生的通过序列互补方式识别并具有转录后基因调控功能的小分子 RNA。长度约为 22 个核苷酸。通过与靶 mRNA 特异结合，从而抑制转录后基因表达。在调控基因表达、细胞周期、生物体发育时序等方面起重要作用。

干扰小 RNA

small interfering RNA, siRNA

又称“干扰短 RNA（short interfering RNA）”。受内源或外源（如病毒）双链 RNA 诱导后，细胞内产生的一种长 22～24 个核苷酸的双链小 RNA 分子。能引起特异的靶信使核糖核酸降解，以维持基因组稳定，保护基因组免受外源核酸入侵和调控基因表达。

时序小 RNA

small temporal RNA, stRNA

一类长度约为 22 个核苷酸的非编码 RNA，是微 RNA 大家族的成员。与生物发育时间顺序调控有关，如早期报道的线虫 lin-4 和 let-7 时序小 RNA。

Piwi 相互作用 RNA

Piwi-interacting RNA, piRNA

一种长 29～30 nt、同 Piwi 蛋白相互作用的 RNA 序列。可使相关基因的表达沉默。

核酶

ribozyme

具有酶活性的 RNA 分子。具有多种形式，能调节基因的表达，并具高效性和特异性，在基因治疗中有一定作用。

反义 RNA

antisense RNA

与 mRNA 核苷酸序列互补的 RNA。可与 mRNA 互补结合而阻碍 mRNA 翻译。

指导 RNA

guide RNA, gRNA

在 RNA 编辑中起模板作用的一种长 60～80 nt 的小分子 RNA。功能是提供核苷酸插入或删除的信息。由小环 DNA 及大环 DNA 编码的指导 RNA 均带有编辑区的序列信息，可介导编辑过程。

双链 RNA

double-stranded RNA, dsRNA

具有抑制基因表达作用的双链的 RNA。

表达文库

expression library

克隆至载体并可以表达的 cDNA 文库。

持家基因

house keeping gene

又称“管家基因”。维持细胞基本生命活动所需而持续表达的基因。

必需基因组

minimal genome

一个生物能在某一特定环境下生存所需要的最少的基因集合。

调节基因

regulatory gene, regulator gene

控制结构基因转录起始和产物合成速率，或能影响其他基因活性的一类基因。

RNA 诱导沉默复合物

RNA-induced silencing complex, RISC

一定数量的外源性双链 RNA（dsRNA）进入细胞后，被 Dicer 酶切割成短的 21～23 bp 的双链小干扰 RNA（siRNA），siRNA 与解旋酶和其他因子结合形成的复合物。

沉默等位基因

silent allele

在染色体基因座的一对等位基因中，不被激活表达的等位基因。

沉默基因

silent gene

生物体中由于种种原因不表达，或者是表达减少的特定基因。

RNA 编辑

RNA editing

基因转录产生的 mRNA 中，由于核苷酸的缺失、插入或置换，使翻译生成的蛋白质的氨基酸组成不同于基因序列中的码信息的现象。

RNA 沉默

RNA silencing

一种由 RNA 介导的转录后基因沉默现象。

表观遗传学

epigenetics

研究非 DNA 序列变化情况下，相关性状的遗传信息通过 DNA 甲基化、染色质构象改变等途径保存并传递给子代的机制的学科。

表观突变体

epimutant

因表观遗传因素改变产生的突变体。

表观遗传变异

epigenetic variation

在基因的核苷酸序列不发生改变的情况下，由修饰如DNA甲基化、组蛋白的乙酰化等导致基因的活性发生改变，使基因决定的表型出现变化，且可传递少数世代的现象。这种变化是可逆的。

表观遗传信息

epigenetic information

细胞或生物体中与DNA序列无关的、由DNA和组蛋白表观修饰所构成的可以传递给后代的信息。

表观等位基因

epiallele

有表观突变效应的等位基因。

表观基因组

epigenome

全基因组表观遗传修饰的图谱。如甲基化图谱。每个生物体、每种细胞可有多种表观基因组。

4. 染色体病

染色体病

chromosome disease

由染色体数目或结构异常所导致的疾病。一般分为常染色体病和性染色体病。

常染色体病

autosomal disease

由常染色体（1～22 号染色体）数目或结构异常所导致的疾病。临床表现主要为生长发育迟缓和先天性智力障碍，多伴有五官、骨骼、皮纹等方面的畸形和异常。

性染色体病

sex chromosome disease

由性染色体（X 和 Y 染色体）数目或结构异常所导致的疾病。临床表现多为性别特征发育异常，可有生育障碍和其他异常。

性腺发育不全

gonadal dysgenesis

又称“特纳综合征（Turner syndrome）”。一种常见的女性性染色体异常疾病。约50%的患者是由父亲X染色体减数分裂不分离而引起的。核型是45，XO和45，XO/46，XX，即嵌合型。外观呈女性体型，出生体重轻，生长发育迟缓，身材小，一般智力正常；后发际低，乳距宽；部分合并内脏畸形，如心脏畸形，主动脉缩窄、肾畸形、结肠闭锁等；还表现为指/趾甲发育不良、条索状性腺、外生殖器保持婴儿型、卵巢与小阴唇发育不良、青春期无性征发育、原发性闭经等。

XXY综合征

XXY syndrome

又称“克兰费尔特综合征（Klinefelter syndrome）”。核型为47，XXY，后发现亦可有嵌合型47，XXY/46，XY。额外的X染色体可能来自卵子或精子。临床表现为男性身材高，四肢长，一般在青春期后才表现出各种临床症状；有女性化表现，如无胡须，体毛少，喉结小或无，发音尖或为女性声音；皮肤较白，乳房过度发育，腋下毛发稀少或缺如，阴毛呈女性化分布；睾丸小，阴茎发育不良，性功能差，缺乏精子，大部分不育。有的病例有轻至重度智力障碍和（或）患精神分裂症倾向。患者一般能活过成年。

XX 男性综合征

XX male syndrome

又称“德·拉·沙佩勒综合征（de la Chapelle syndrome）”“男性逆转综合征”。一种罕见的性染色体病。通常是由于父亲的 X 和 Y 染色体在减数分裂时发生了交叉，使父源性的 X 染色体从 Y 染色体获得了男性 *SRY* 基因，当与母源性的 X 染色体形成 XX 核型时，呈现出男性特征。患者外表男性特征明显，具有男性心理状态，但睾丸小，无阴毛或阴毛稀少。

超 X 综合征

super X syndrome

又称“超雌综合征”。含 3 条及以上 X 染色体的遗传病。核型包括：47，XXX；48，XXXX；49，XXXXX。一般源于新的突变，可能系卵细胞减数分裂时不分离引起。临床异常特征随 X 染色体数目增加而加重。患者外表为女性，一般发育正常，但存在智力障碍，阴毛、腋毛和头发稀少，性腺发育不良，有不同程度闭经或月经失调、多数患者生育能力低下或无生育能力。

超 Y 综合征

super Y syndrome

又称“超雄综合征”。含 2 条及以上 Y 染色体的遗传病。一般源自新发生的突变。由于精子形成过程中在减数分裂Ⅱ发生 Y 染色体不分离，使部分精子含有两条 Y 染色体，与正常含有一条 X 染色体的卵子结合而形成。已报道的核型包括：47，XYY；48，XYYY；49，XYYYY；嵌到合型 47，XYY/46，XY；等等。临床表现为高身材，智力低于平均水平，中枢神经系统异常；患者缺少自制力，情绪控制不良，常有脾气暴烈，易激动，在有狂暴倾向的精神不正常患者中 XYY 核型比较多；面部不对称，耳长，骨骼畸形，睾丸轻度功能障碍，肌张力低下，动作不协调。患者一般寿命正常。

四 X 综合征

tetra X syndrome

含 4 条 X 染色体的遗传病。患者性染色体为 4 条 X 染色体，核型为 48，XXXX。产生原因是在卵细胞形成过程中的减数分裂Ⅰ、Ⅱ时，X 染色体连续发生不分离。临床表现为身材矮小，轻至中度智力障碍，骨骼成熟延迟，月经失调，乳腺发育不良，卵巢功能差，多不孕。

五 X 综合征

Penta X syndrome

又称“XXXXX 综合征”。一种含有 5 条 X 染色体的遗传病。表型差异大，病程轻重变化大，与 21 三体综合征类似。临床表现为智力障碍、耳线下移、鼻梁低、鼻腔扁平、颈短、睑裂侧偏、发音不良，可伴有动脉导管未闭、肾脏和心脏异常等。

5. 单基因遗传病

遗传性酶病

hereditary enzymopathy

由基因突变导致酶失活或活性改变引起的遗传病。

神经节苷脂贮积症

gangliosidosis

一种常染色体隐性遗传的脂类贮积病。由神经节糖苷等脂类的积聚导致。可分为 GM1 神经节苷脂贮积症和 GM2 神经节苷脂贮积症两类。

经典半乳糖血症

classic galactosemia

由半乳糖 -1- 磷酸尿苷酰转移酶（galactose1–phosphate uridylyltransferase）缺陷导致尿苷二磷酸（UDP）半乳糖合成减少及半乳糖和半乳糖 -1- 磷酸堆积的一种常染色体隐性遗传病。主要表现为生长发育迟缓、智力障碍、语言障碍、白内障导致的弱视和肝大等。

半乳糖激酶缺乏症

galactokinase deficiency

一种常染色体隐性遗传的二型半乳糖血症。主要标志为半乳糖激酶生成半乳糖 -1- 磷酸减少导致的半乳糖和半乳糖醇积聚。症状较轻，主要由晶状体半乳糖积聚导致患病儿童发生白内障。

半乳糖血症

galactosemia

一种影响个体半乳糖代谢的罕见常染色体隐性遗传病。患者存在半乳糖代谢缺陷。目前主要的治疗方案是杜绝饮食中乳糖和半乳糖的摄入。

苯丙酮酸尿

phenylketonuria

一种常染色体隐性遗传病。由于苯丙氨酸代谢途径中的酶缺陷，使得苯丙氨酸不能转变为酪氨酸，导致苯丙氨酸及其酮酸蓄积并从尿中大量排出。临床表现主要为智力障碍、惊厥发作和色素减少。

枫糖尿病

maple syrup urine disease

一种常染色体隐性遗传病。因患者尿液有枫糖的气味而得名。至少由四种基因突变导致：*BCKDHA*（19q13.1—q13.2）、*BCKDHB*（6q14.1）、*DBT*（1p21.2）和 *DLD*（7q31.1）。患者因支链 α 酮酸脱氢酶复合体缺陷而出现有机酸血症的症状。具体表现为食欲缺乏、生长发育迟缓、肌张力减退、腹泻、呕吐和神经衰弱等。

高 IgD 伴周期性发热综合征

hyperimmunoglobulinemia D with recurrent fever syndrome

一种常染色体隐性遗传的周期性发热综合征。致病基因为甲羟戊酸激酶基因（*MVK*），约 80%的患者携带 *V377I* 突变。常在 1 岁内发病，以反复发热、剧烈腹痛、腹泻、关节痛、关节炎、颈淋巴结肿大、皮疹为主要临床表现。典型者每次发作 3～7 天，4～7 周发作 1 次，间隔期患儿完全健康。随年龄增长，发作频率及发热程度趋于减小和降低。血清 IgD 水平持续升高（＞100 U/mL）具有诊断意义，但血清高 IgD 并非持续存在，特别是＜3 岁的婴幼儿。

高脯氨酸血症

hyperprolinemia

脯氨酸代谢障碍引起脯氨酸蓄积的一种常染色体隐性遗传病。可分为两类：Ⅰ型是脯氨酸氧化酶缺乏所致，血中脯氨酸为正常值的 3～10 倍，可无明显临床症状，或仅有智力障碍；Ⅱ型是二氢吡咯 -5- 羟酸脱氢酶缺乏所致，血脯氨酸水平为正常水平的 10～15 倍，常出现惊厥、智力障碍等神经系统异常。

同型半胱氨酸尿症

homocystinuria

一种常染色体隐性遗传病。属先天性甲硫氨酸代谢紊乱性疾病。由于脑、肝内胱硫醚 β 合成酶缺陷，导致同型半胱氨酸合成胱氨酸障碍，引起同型半胱氨酸、甲硫氨酸蓄积，可造成结缔组织、肌肉、心血管系统、神经系统等异常。主要表现为精神萎靡、嗜睡、惊厥、精神发育迟缓、肌张力低下、共济失调、视神经萎缩等。

尿黑酸尿症

alkaptonuria

又称“褐黄病（ochronosis）”“加罗德综合征（Garrod syndrome）”。一种常染色体隐性遗传病。尿黑酸加双氧酶基因（*HGD*，3q21）突变导致尿黑酸、酪氨酸和苯丙氨酸在体内积累，软骨和相关组织色素沉积、钙化及发炎。皮肤、心血管系统、泌尿系统也不同程度地受到影响。男性表现较严重。分为儿童型和成人型。

黄嘌呤尿

xanthinuria, lithoxiduria

一种常染色体隐性遗传病。由于黄嘌呤氧化酶（存在于肝及肠黏膜中）缺陷，导致次黄嘌呤不能氧化为黄嘌呤，黄嘌呤不能进一步氧化为尿酸而引起嘌呤代谢障碍。

急性间歇性卟啉病

acute intermittent porphyria

又称“肝性卟啉病”“吡咯卟啉病”。一种常染色体显性遗传病。为卟啉病中较常见的一种。因胆色素原脱氨酶基因（11q23.3）缺失，不能正常合成血红素，导致卟啉或其前体 δ-氨基酮戊酸（ALA）和胆色素原（PBG）浓度异常升高，并在组织中蓄积，从尿和粪便排出，主要累及神经系统和皮肤。特征为腹部绞痛、顽固性便秘、精神症状和尿中排泄大量 ALA 及 PBG。

甲基丙二酸血症

methylmalonic academia

一种常染色体隐性遗传病。属于有机酸血症的一种。由多个基因的突变导致：*mUT*（6p21）、*mmAA*（4q31.1—q31.2）、*mmAB*（12q24）、*LmBRD1*（6q13）、*mmACHC*（1p34.1）和 *C2ORF25*（2q23.2）。患者通常在婴儿时期发病，出现进行性脑病和高氨血症状，不经治疗可死亡。

肾上腺脑白质营养不良

adrenoleuko dystrophy, ALD

一种 X 染色体遗传病。致病基因 *ABCD1* 定位于 Xq28。脑白质肾上腺萎缩导致过氧化物酶体 β 氧化受阻，组织中出现饱和长链脂肪酸富集(主要出现在肾上腺皮质、中枢神经系统髓质、睾丸间质细胞中)。

葡萄糖 -6- 磷酸脱氢酶缺乏症

glucose-6-phosphate dehydrogenase deficiency, G6PD

俗称“蚕豆病”。因缺乏葡萄糖-6-磷酸脱氢酶导致红细胞破裂的贫血症。为 X 染色体不完全显性遗传。

乳清酸尿症

orotic aciduria

一种尿液中积累过量乳清酸的常染色体隐性遗传病。由一种双功能蛋白乳清酸磷酸核糖转移酶和乳清酸磷酸脱羧酶的功能变异导致的乳清酸代谢异常。临床除尿液中乳清酸过量外，还有巨幼细胞贫血，不能通过维生素 B_{12} 或叶酸补偿治疗。根据临床表型的不同，可分为两个亚型。

三甲基胺尿症

trimethylaminuria

一种常染色体隐性遗传病。三甲胺（trimethylamine, TMA）是一种胺类，带有腐臭鱼类的味道，正常情况下在肝脏由黄素单加氧酶（FMO）3 催化代谢成无臭的三甲胺氧化物（trimethylamine oxide, TMO）。患者因为 *FMO3*（1q23—q25）基因突变而无法代谢 TMA，导致呼吸、尿液、汗液及腺体分泌物散发出 TMA 的臭鱼味。

烯醇化酶缺乏症

enolase deficiency

一种罕见的常染色体显性遗传性葡萄糖代谢症。烯醇酶是一种糖酵解酶。其缺乏对血红细胞的影响最为显著，表现为球形红细胞贫血症，易引发溶血性贫血。

遗传性果糖不耐受症

hereditary fructose intolerance

一种由肝脏中醛缩酶 B 基因缺陷导致的常染色体隐性遗传病。醛缩酶 B 催化果糖 -1- 磷酸转化为磷酸二羟丙酮和甘油醛，其缺陷导致果糖无法在体内充分代谢。主要症状包括果糖摄入引发的呕吐、低血糖、黄疸、肝大、高尿酸血症、肾衰竭等。主要治疗方案为饮食杜绝果糖和蔗糖。

遗传性酪氨酸血症

hereditary tyrosinemia

一种由富马酰乙酰乙酸盐水解酶缺乏引起酪氨酸代谢异常、严重肝损伤及肾小管缺陷的临床综合征，为常染色体隐性遗传。

遗传性粪卟啉病

hereditary coproporphyria

一种与粪卟啉原Ⅲ氧化酶相关的肝性卟啉症，为常染色体显性遗传。主要症状包括紫色尿、畏光、腹部疼痛、神经障碍等。感染、激素变化、饮食、饮酒、服药等都可能影响症状的严重程度。目前没有针对性药物，只能通过摄入高碳水化合物及高葡萄糖饮食，同时避免饮酒及服用敏感药物来避免和缓解症状。

婴儿神经轴索营养不良

infantile neuroaxonal dystrophy

一种常染色体隐性遗传的进展性神经变性疾病。多数患儿的致病基因为磷脂酶 A_2 的编码基因 *PLA2G6*。主要特征为以末梢神经为主的轴索球样改变。患儿 6～18 个月时出现相关临床症状，表现为智力运动倒退、对称性锥体束征、进展性痉挛性四肢瘫、视力丧失。

婴儿游离唾液酸贮积病

infantile free sialic acid storage disease

一种罕见的常染色体隐性遗传的溶酶体贮积病。发病与分布于溶酶体膜的一种阴离子转运体 SLC17A5 的功能缺陷有关。表现为唾液酸转运出溶酶体障碍，从而在溶酶体过度蓄积，使患儿出现严重的发育迟缓、肌张力减退、面容粗陋、癫痫、骨骼畸形、肝脾大等。

脂肪沉积症

lipid storage disorder

一组与细胞或组织脂肪累积相关的代谢性遗传病。为常染色体隐性 / X 染色体隐性遗传。无法代谢脂类造成脂类过度累积，对细胞或组织造成永久性损伤。

脑白质营养不良

leukodystrophy

一种常染色体显性遗传病。由胶质纤维酸性蛋白（GFAP）基因（17q21，11q13）突变造成，已经发现超过 20 个突变点。基因突变会改变 GFAP 的特性，进而干扰星形细胞的功能。临床依其症状出现的年龄，分为三种亚型：婴儿型、青春型和成人型，其中婴儿型最常见。

先天性夜盲症

congenital night blindness

一种在黑暗条件下视力很差或完全不能视物的常染色体隐性遗传病。有两种亚型：Ⅰ型的突变基因为 *Arrestin*（2q31），Ⅱ型的突变基因为 *GRK1*（13q34）。在白光下，患者眼底有黄点或灰点；在黑暗中 2～3 小时后，眼底颜色能恢复正常。

肌营养不良

muscular dystrophy

一组主要累及骨骼肌的遗传性疾病。临床表现为慢性进行性骨骼肌无力萎缩。血清肌酶升高，肌电图提示肌源性改变。肌肉活检病理以肌纤维萎缩、变性、坏死为主。基因突变和相关蛋白检测是确诊和分型的重要依据。尚无特效治疗方法。

下颌骨颜面发育不全

mandibulofacial dysostosis

又称“特雷彻·柯林斯综合征（Treacher Collins syndrome）”。一种罕见的常染色体显性遗传的颅面部畸形。由 *TCOF1*（5q32—q33.1）基因突变引起。临床表现为颅面骨（特别是颧骨、下颌骨）发育不全，双眼外眦下移，巨口，面部瘘管和外耳畸形等，形成特征性的鱼面样面容。

珠蛋白生成障碍性贫血

thalassemia

又称“地中海贫血”。由于编码珠蛋白链的基因突变，导致血红蛋白合成减少或丧失所引起的一种常染色体隐性遗传性溶血性疾病。编码球蛋白 β、δ 链的基因定位于 11 号染色体上，而珠蛋白 α 链由 16 号染色体上紧密连锁的两个基因编码。主要临床表现为溶血性贫血。根据受到影响的球蛋白链的不同，可分为 α、β、δ 三种类型。

镰状细胞贫血

sickle cell anaemia

一种由血红蛋白 β 链基因纯合性突变导致的常染色体隐性遗传的血液病。血红蛋白 β 球蛋白基因定位于 11p15.5。纯合性突变产生的 β 球蛋白与 α 球蛋白亚单位形成血红蛋白 S（HbS），在缺氧状态下，使红细胞呈镰刀状，变形性差，可导致溶血性贫血及多种并发症。非洲黑种人为 *HBB*（珠蛋白基因）突变高发人群。

亨廷顿病

Huntington disease, HD

一种逐渐进展的常染色体显性遗传性神经退行性疾病。发病机制与 *HTT* 基因的 CAG 重复序列异常增加有关。临床特征为进行性加重的舞蹈样不自主运动和精神异常，还表现为共济运动失调、走路不稳、吞咽困难和语言障碍等。主要病理改变为大脑某些区域选择性的神经细胞丢失，CT 显示脑萎缩。

海绵状白质脑病

spongiform leucoencephalopathy

又称“卡纳万病（Canavan disease）”。一种常染色体隐性遗传病。美国人卡纳万（Canavan）于1931年首次描述了这种脑部疾病。由天冬氨酰化酶活性缺乏导致脑白质海绵状改变、脱髓鞘和小脑萎缩。婴儿期发病，表现为运动和智力发育迟滞、抽搐等。

心脏皮肤综合征

cardiocutaneous syndrome

又称“LEOPARD综合征（LEOPARD syndrome）”“进行性心肌病性雀斑样痣病（progressive cardiomyopathic lentlginosis）”。由*PTPN11*（12q24.1）或*RAF1*（3p25）基因突变导致的一种常染色体显性遗传病。“LEOPARD”一词是其突出表现的缩写，L（黑子）、E（心电图异常）、O（两眼距离过远）、P（肺动脉狭窄）、A（生殖器异常）、R（生长迟缓）、D（耳聋）。可影响皮肤、骨骼和心脏等多个器官。

精神发育迟缓－失语－拖曳步态－拇指内收综合征

mental retardation, aphasia, shuffling gait, adducted thumbs syndrome

简称“MASA综合征”。由*L1CAM*（Xq28）基因突变导致的一种X连锁隐性遗传病。以其四种主要临床症状[精神发育迟缓（M）、失语症（A）、拖曳步态（S）及拇指内收（A）]的首字母组合而命名。

梅克尔综合征

Meckel syndrome, MKS

一种常染色体隐性遗传病。由多个基因的突变导致：MKS1 的编码基因 *MKS1*（17q23）；MKS2 的编码基因 *MKS2*（11q13，致病基因不明）；MKS3 的编码基因 *TMEM67*（8q21.13—q22.1）；MKS4 的编码基因 *CEP290*（12q21.3）；MKS5 的编码基因 *RPGRIP1L*（16q12.2）；MKS6 的编码基因 *CC2D2A*（4p15.3）。临床表现为肾发育不良、中枢神经系统畸形和肝发育不良等。

胸腺发育不全

thymus hypoplasia

又称“胸腺不发育（thymus aplasia）”“涅泽洛夫综合征（Nezelof syndrome）”。一种胸腺发育不良的免疫缺陷症。为常染色体隐性遗传。遗传分析表明，该病与免疫细胞表面受体基因 *CD44* 的突变相关。患者的免疫球蛋白含量正常。

成骨不全

osteogenesis imperfecta

一种由骨胶原蛋白基因突变导致骨质脆弱的常染色体显性遗传病。组成胶原蛋白的甘氨酸被其他体积较大的氨基酸替代，这种替代导致胶原蛋白相互间形成铰链时中间突起，无法形成紧密的结构，被细胞自身所降解，引起骨脆性效应。根据突变位点的不同，该病可分为 8 种亚型。

脆性 X[染色体] 综合征

fragile X syndrome

一种 X 染色体遗传病。多数病例由 *FMR1* 基因启动子的（CGG）不稳定扩增和甲基化异常导致。脑部 *FMR1* 基因转录抑制及蛋白质水平下降。表现为中至重度智力障碍及面部特征异常（如长脸、大耳、突颌等）。

短 QT 综合征

short QT syndrome

一种心电系统的常染色体显性遗传病。*KCNH2*、*KCNQ1* 和 *KCNJ2* 基因突变导致钾通道活性增强，心肌细胞间钾离子流动异常所致。*KCNH2*、*KCNQ1* 和 *KCNJ2* 基因分别位于 7q35—q36、11p15.5 和 17q23.1—q24.2。临床症状和体征包括体表心电图 QT 间期明显缩短（小于 300 ms），T 波峰高尖，常伴有房性或室性心律失常。

多发性骨骺发育不良 [症]

multiple epiphyseal dysplasia

一种常染色体显性 / 隐性遗传病。分为至少 5 个亚型。突变基因为 *COMP*、*COL9A2*、*COL9A3*、*DTDST* 和 *MATN3*。各个亚型有显性或隐性突变。主要临床表现为关节部位骨骺和软骨的发育不良，伴随风湿性或骨质性关节炎类似的疼痛症状；发病部位可以在各个运动性关节，包括膝关节、髋关节和手腕关节等。可从青少年时期开始发病。

X 连锁严重联合免疫缺陷病

X-linked severe combined immunodeficiency

一种 X 染色体连锁的免疫缺陷病。因 IL-2R γ 链基因突变，使 T 细胞发育停滞于原 T 细胞（pro-T）阶段，导致重度联合免疫缺陷病。

肝豆状核变性

hepatolenticular degeneration

又称“威尔逊病（Wilson disease）”。一种常染色体隐性遗传的铜代谢缺陷病。与基因 *ATP78* 有关。以不同程度的肝细胞损害、脑退行性病变和角膜边缘铜盐沉着环、急性血管内溶血、肾脏损伤、骨骼损伤为主要临床表现。

多囊肾病

polycystic kidney disease

一种常染色体显性/隐性遗传病。双侧肾脏皮髓质均可累及，但在程度上可不同。

口面指综合征

oro-facial-digital syndrome

一种由细胞纤毛病变引起的 X 连锁显性遗传病。根据突变基因不同可分为 11 个亚型，其中 I 型的突变基因为 *CXORF5*。细胞纤毛为人体各种细胞普遍存在的一种细胞器，可控制细胞的分裂分化等多个过程。临床特征为口腔、面部和手指外形异常。通常伴随多囊肾的病变。

米勒管永存综合征

persistent Müllerian duct syndrome

一种在男性生殖系统中形成小型未成熟的女性子宫组织的常染色体隐性遗传病。被认为是假两性畸形的一种形式。由抗米勒管激素的基因或其受体基因突变导致。可分为两种类型：Ⅰ型突变基因为 *AMH*（19p3.3），Ⅱ 型突变基因为 *AMH-RII*（12q13）。

囊性纤维化

cystic fibrosis, CF

由囊性纤维化传导调节基因 *CFTR*（7q31.2 和 19q13.1）突变导致的一种常染色体隐性遗传病。不仅影响胰腺外分泌功能，还影响肠腺、胆管树、支气管腺体和汗腺等。

葡萄糖－半乳糖吸收不良

glucose-galactose malabsorption

一种常染色体隐性遗传病。由编码钠离子/葡萄糖共转运体 SGLT1 蛋白的基因 *SLC5A1* 突变导致。患者小肠细胞无法吸收葡萄糖和半乳糖，同时也使果糖、乳糖等多糖分子被分解成葡萄糖和半乳糖，无法继续消化，从而造成糖类分子消化不良。患者通常在出生后数周内开始出现明显症状，包括哺乳或使用普通婴儿食品后出现严重腹泻及其导致的致命性脱水、血液和组织酸性升高、体重下降等。部分患者随着年龄增长可能对葡萄糖和半乳糖产生一定的适应性和耐受力。

软骨发育不良

hypochondroplasia

又称“软骨发育不全（achondroplasia，ACH）”。一种以四肢短小为主要特征的侏儒症。为常染色体显性遗传。致病基因为 *FGFR3*。表现为四肢和躯干短小，头部相对大，智力正常。主要病变发生于长骨的骨骺，由于软骨的骨化过程发生障碍，骨的纵向生长减慢，骨周围的横向生长正常。

视网膜色素变性

retinitis pigmentosa, RP

一种以进行性感光细胞及色素上皮功能丧失为共同表现的遗传性视网膜变性疾病。可表现为常染色体隐性遗传（占 20%～25%）、常染色体显性遗传（占 15%～20%）和 X 连锁遗传（占 10%～15%，其中 X 连锁隐性遗传最少，但占散发性男性病例的 50%）等多种遗传方式，其余 40%～55% 尚未确定遗传方式。最早发现的是与 *RP4* 相关的位于 3q21—q24 上的视紫红质基因。

先天性白内障

congenital cataract

晶状体透明度先天性异常的现象。绝大多数为常染色体显性遗传，少数为常染色体隐性遗传，X 连锁遗传多数为隐性遗传。染色体结构异常，母亲在妊娠早期感染风疹病毒、母体甲状腺功能低下、营养不良和维生素缺乏等也可引发此病。已发现有 30 多个基因均可引起常染色体显性白内障，3 个既表现为常染色体显性遗传又表现为常染色体隐性遗传的基因（*CRYAA*、*HSF4* 和 *CRYBB3*）及 1 个定位于 Xp22.13 的 X 连锁隐性遗传的 *NHS* 基因突变。

病理性近视

pathological myopia, PM

有家族性并有明显遗传倾向的一类重要的致盲性眼病。具有高度遗传异质性，由多基因和（或）不同单基因引起。有常染色体显性遗传、常染色体隐性遗传及 X 连锁隐性遗传等多种遗传方式。已定位的致病基因有 *MYP1*（Xq28）基因等 10 多个。

全色盲

achromatopsia

又称“单色视觉”。一种表现为视锥细胞功能障碍的常染色体隐性遗传病。儿童期即出现畏光、眼球震颤、视力低下和色觉异常。致病基因 *CNGB3* 定位于 8q21—q22，*CNGB2* 定位于 2q11。其他致病基因还有 *CNGA3*、*GNAT2*、*PDE6C*、*PDE6H* 等。

红绿色盲

red-green blindness, anerythrochloropsia

红色盲和绿色盲的统称。红色和绿色的色觉基因都位于Xq28。先天性色觉缺陷可由红色素或绿色素基因的完全丢失，或具有异常光谱特性的红绿色素杂合基因突变引起。红色盲的致病基因为 *OPN1LW*，绿色盲的致病基因为 *OPN1MW*。

原发性先天性青光眼

primary congenital glaucoma, PCG

一种儿童常见的青光眼类型。3 岁以前发病的称为原发性先天性开角型青光眼；3～4 岁发病的称为先天性青少年型开角型青光眼。先天性青光眼同样具有遗传异质性，多为散发，10%～40% 为常染色体隐性遗传。已发现多个相关的致病基因，如 *CYP1B1*（2p22—p21）基因、*WDR36*（5q21.3—q22.1）基因、*MYOC*（1q24.3—q25.2）基因、*OPTN/GLC1E*（10p15—p14）基因和 *NTF4*（19q13.3）基因。

耳聋

deafness

听觉系统的传音、感音功能异常所致听觉障碍或听力减退的现象。平均每 1 000 名新生儿中就有 1 名先天性耳聋患者，其中约为半数遵循孟德尔遗传定律，常染色体隐性遗传占 40%～50%，常染色体显性遗传约占 10%。

血友病

hemophilia

一种因缺乏凝血因子导致血浆凝结时间延长的遗传病。主要分为 A 型、B 型和 C 型。A 型是最常见的一种，呈 X 连锁隐性遗传，可引起严重出血；B 型由凝血因子Ⅸ缺乏导致，呈 X 连锁隐性遗传，出血症状多数较轻；C 型由凝血因子Ⅺ缺乏导致，呈常染色体隐性遗传。

牙本质发生不全

dentinogenesis imperfecta

一种常染色体显性遗传病。已发现三种类型：Ⅰ型、Ⅱ型、Ⅲ型。Ⅱ型和Ⅲ型由 *DSPP* 基因突变导致，Ⅰ型由 *COL1A1* 和 *COL1A2* 基因突变导致。牙齿多会变成蓝灰色或棕黄色，呈半透明，并且比正常的牙齿脆弱，容易断裂和磨损。

遗传性乳光牙本质

hereditary opalescent dentin

一种常染色体显性遗传病。因具有家族遗传性且牙齿呈半透明的乳光色外观而得名。影响牙本质的矿化过程。患者的乳牙和恒牙均呈灰色至深棕色，且伴有乳白色光泽。牙冠呈球形，牙根变细，髓室和根管变小或完全闭塞。牙釉质正常，但很容易剥离，暴露出脆弱的牙本质，从而使发育不良的牙本质过度磨损，造成牙齿显著变短，甚至可达牙槽嵴水平。中国医学科学院沈岩团队首次发现位于 4q22.1 的牙本质涎磷蛋白（DSPP）基因突变导致本病发生。

遗传性牙釉质发育不全

amelogenesis imperfecta

釉质形成时一些关键蛋白（AMELX、ENAM、MMP 20、KLK-4 等）发生功能障碍，导致釉质的质或量发生缺陷的一组遗传性疾病。在不同种族有不同的发病率。具有明显的遗传异质性：不同的突变基因有常染色体显性、常染色体隐性和 X 连锁等多种遗传类型。根据临床表现又可分为发育不全型、钙化不全型和成熟不全型三种主要类型。

范科尼贫血

Fanconi anemia

一组罕见的先天性再生障碍性贫血。常染色体隐性遗传。患者除有典型再生障碍性贫血表现外，还伴有多发性的先天畸形，如皮肤棕色色素沉着、骨骼畸形、性发育不全及精子减少等其他特征。

高 IgM 综合征

hyper-IgM syndrome, HIGM

一种罕见的原发性免疫缺陷病。常染色体显性 / 隐性 /X 连锁遗传。主要表现为反复感染，频繁发生某些机会性感染，自身免疫性疾病及恶性肿瘤高发，血清 IgM 增高或正常，但对胸腺依赖性抗原仅有弱的 IgM 应答，IgG、IgA、IgE 均明显降低或缺失。根据发病机制不同可分为四种类型：HIGM1、HIGM2、HIGM3 和 HIGM4。患者以男性多见，HIGM1 型由 *TNFSF5*（Xq26.3）基因突变引起。

歌舞伎面谱综合征

Kabuki syndrome, KABUK

一组罕见的累及多系统的先天性异常合并发育迟缓的综合征。主要表现为身体发育不良、骨骼发育障碍、特殊容貌、先天性内脏发育畸形、皮肤纹理异常及轻至中度智力障碍等多系统的形态和功类能学异常。可分为两种类型：KABUK1 型由 *KMT2D*（12q13.12）基因突变引起，KABUK2 型由 *KDM6A*（Xp11.3）基因突变引起。

家族性心房颤动

familial atrial fibrillation

又称“10 型长 QT 间期综合征”。由 *SCN4B*（11q23.3）基因突变导致的一种常染色体显性遗传病。多在成年后发生。呈阵发性，心房颤动在不知不觉中发生和终止。

新生儿血色病

neonatal hemochromatosis

又称“遗传性血色素沉积症（hereditary hemochromatosis，HHC）”。一种由 *RHFE*（6p22.2）基因突变导致、由同种免疫引起离子沉淀所致肝病。常染色体隐性遗传。部分患者其他器官如心脏和胰腺也会出现问题。也会伴随血液或肝脏中铁离子积累沉着。

婴儿骨皮质增生症

infantile cortical hyperostosis

又称“卡菲病（Caffey disease）”。由 *COL1A1*（17q21.33）基因突变导致的一种发生于婴儿的自限性炎症性疾病。常染色体显性遗传。主要特征为软组织水肿，骨膜下出现大量新生骨，病骨变粗。患者多为 5 月龄以内的婴儿，1～2 月龄者最多见。临床症状类似感染，表现为烦躁不安、哭闹，局部皮肤略硬、水肿、触痛明显。外显率差异很大，但致病基因未明。

肢端骨发育不全

acrodysostosis

又称“马罗托－马朗马特综合征（Maroteaux-Malanmut syndrome）”。一种较罕见的常染色体隐性遗传性先天畸形。临床表现涉及骨骼发育不良和智力缺陷。

重症联合免疫缺陷病

severe combined immunodeficiency, SCID

一种严重的原发性免疫缺陷病。可由位于不同染色体上的多个基因引起。常染色体隐性 /X 染色体隐性遗传。患者极易受病原体感染，比较常见的临床表现为慢性腹泻、耳部感染、肺炎、口腔念珠菌感染等。

周期性瘫痪

periodic paralysis

俗称“周期性麻痹”。一类可致全身肌肉周期性麻痹的常染色体显性遗传病的总称。可诱发的外因较多，如冷热、过饱或过饥、兴奋和压力等。为肌肉细胞膜的离子通道出现问题导致。根据病因，可细分为低血钾性或高血钾性及正常血钾性等。HYPP 型（高血钾性）由 *CCN4A*（17q23.3）基因突变引起，HOKPP1 型（低血钾性）由 *CACNA1S*（1q32.1）基因突变引起。

6. 多基因遗传病

胰岛素依赖型糖尿病

insulin-dependent diabetes, IDDM

又称“1 型糖尿病（diabetes mellitus typel）”。一种多基因遗传病。由感染等因素诱发机体产生异常自身体液和细胞免疫应答，导致胰岛 B 细胞损伤，使胰岛素分泌减少。遗传缺陷主要表现为 6 号染色体 *HLA* 基因异常。

非胰岛素依赖型糖尿病

noninsulin-dependent diabetes, NIDDM

又称“2 型糖尿病（diabetes mellitus type 2）”。一种多基因遗传病。为由多种病因引起的以慢性高血糖为特征的代谢紊乱，伴有胰岛素分泌和（或）作用缺陷引起的糖、脂肪和蛋白质代谢异常。

阿尔茨海默病

Alzheimer disease, AD

一种原因未明的慢性进行性神经系统变性疾病。为多基因遗传病。是老年痴呆的常见类型。临床表现主要为隐匿起病，缓慢进展的痴呆。

眼－口－生殖器综合征

oculo-oral-genital syndrome

又称“白塞综合征（Behcet disease）”。一种全身性、慢性、血管炎性的多基因遗传病。临床表现为复发性口腔溃疡、生殖器溃疡、葡萄膜炎及皮肤损害。与 *HLA-B51*、*IL-10* 及 *IL-23R*、*IL-12RB2* 基因也有关。

克罗恩病

Crohn disease

又称“节段性肠炎（segmental enteritis）”，曾称“克隆病”。一种多基因遗传病。病因未明。多见于青年人。表现为肉芽肿性炎症病变，合并纤维化与溃疡，可侵及全胃肠道的任何部位。

遗传性高胆红素血症

hereditary hyperbilirubinemias

又称“家族性高胆红素血症”。由遗传缺陷致肝细胞对胆红素摄取、转运、结合或排泌障碍而引起的一组疾病。胆红素通过血液循环由生成部位转运至肝脏后，在肝细胞内胆红素葡萄糖醛酸转移酶的催化下，与葡萄糖醛酸结合，形成胆红素-葡萄糖醛酸酯。后者称为结合胆红素，前者称为非结合胆红素。根据胆红素的性质分为非结合性高胆红素血症和结合性高胆红素血症。

帕金森病

Parkinson disease, PD

又称“震颤麻痹”。一种中枢神经系统变性疾病。为多基因遗传。因中脑多巴胺代谢失调而引起运动障碍等症状。临床表现主要包括静止性震颤、运动迟缓、肌强直和姿势步态障碍。

抽动障碍

tic disorder

起病于儿童和青少年时期，有明显遗传倾向的一种复杂的慢性神经精神障碍。可能是常染色体显性遗传或多基因遗传。主要表现为不自主的、反复的、快速的一个部位或多部位肌肉运动抽动和（或）发声抽动，并可伴有注意力不集中、多动、强迫性动作和思维或其他行为症状。

发声和多种运动联合抽动障碍

combined vocal and multiple motor tic disorder

又称“图雷特综合征（Tourette syndrome）”“吉勒德拉图雷特综合征（Gilles de la Tourette syndrome）”“抽动秽语综合征（multiple ticscoprolalia syndrome）”。抽动障碍的一种形式。有或曾经有多种运动抽动，以及一种或多种发声抽动。这一障碍通常在青春期加重，倾向于持续到成年。发声抽动经常是多种的，有暴发性反复出声、清嗓子和咕噜声。

白癜风

vitiligo

一种常见的色素脱失性皮肤黏膜疾病。因进行性自身免疫性黑色素细胞损害导致皮肤、口腔黏膜和毛发色素脱失。符合多基因遗传模式，通常累及全身多个部位。

斑秃

alopecia areata

一种突然发生的局限性斑片状脱发。为遗传与环境因素相互作用导致的复杂疾病。可发生于身体任何部位，皮损区皮肤光滑，无炎症、鳞屑和瘢痕，以青壮年多发。

闭角型青光眼

angle-closure glaucoma

一种多基因遗传性眼病。其发生是由眼睛的几种解剖学因素决定，包括角膜直径、前房深度、眼球轴长、晶状体厚度、晶状体位置、角膜高度等。患者具有房角狭窄、周边虹膜易与小梁网接触的解剖特征。发病时周边虹膜堵塞小梁网或与小梁网产生永久性粘连，房水外流受阻，引起眼压升高。根据眼压升高是骤然发生还是逐渐发生，又可分为急性闭角型青光眼和慢性闭角型青光眼。

变应性鼻炎

allergic rhinitis

又称“过敏性鼻炎”。一种由遗传和环境因素共同作用导致的疾病。主要表现为鼻痒、喷嚏、流涕、鼻塞等症状，这些症状可自行或经治疗后消失。

唇裂伴腭裂

cleft lip and cleft palate

以上唇裂伴或不伴牙槽嵴裂和腭裂为特征的一种先天性畸形。为多基因遗传病。可伴有其他畸形，如牙齿发育缺陷、裂侧鼻翼生长不全、口鼻腔相通、语言不清，以及继发腭闭合不全的复发性中耳炎。

痤疮

acne

一种累及毛囊皮脂腺的慢性炎症性皮肤病。为多基因遗传。多发于皮脂溢出部位。可表现为粉刺、丘疹、脓疱、结节、囊肿及瘢痕等皮损。

单纯性肥胖

simple obesity

又称“生理性肥胖”。人体摄入的热量超过其消耗的热量，导致脂肪成分在体内积累过多而形成的肥胖。

癫痫

epilepsy

由多种病因引起的，以脑神经元过度放电导致的突然、反复和短暂的中枢神经系统功能失常为特征的慢性脑部疾病。

动脉导管未闭

patent ductus arteriosus, PDA

出生后主动脉与肺动脉之间特殊循环管道（肺导管）未能闭合，导致部分动脉血分流入肺循环（左向右分流）的一种先天性心脏病。占先天性心脏病发病总数的 15%～20%。单纯性动脉导管未闭遗传度为 66%～70%。子女再发风险率为 3.4%～4.3%。

多发性硬化

multiple sclerosis

以中枢神经系统原发性髓鞘脱失为主要病理特征的自身免疫性疾病。临床以病变部位和时间的多发性为特点，病程中常有缓解复发的神经系统损害症状。最常侵犯的部位是脑室周围白质、视神经、脊髓、脑干传导束和小脑白质等处。其病因和发病机制尚不清楚，目前认为与自身免疫反应、遗传因素和环境因素有关。

多囊卵巢综合征

polycystic ovarian syndrome, PCOS

一种生殖功能障碍与糖代谢异常并存的内分泌紊乱综合征。以持续性无排卵、雄性激素过多和胰岛素抵抗为重要特征，是生育期妇女月经紊乱最常见的原因，其病因至今尚未阐明。

多指 / 趾

polydactyly

手指或足趾的数目超过正常的先天性畸形。通常表现为六指 / 趾畸形。以常染色体显性遗传为主，或呈不规则显性。也可为多基因遗传，有散发病例。

腭裂

cleft palate

一种多基因遗传病，是颜面部常见的先天性畸形。不仅有软组织畸形，大部分患者还可伴有不同程度的骨组织缺损和畸形。由于颌骨生长发育障碍，还常导致面中部塌陷，严重者呈碟形脸，咬合错乱。

孤独症

autism

全称“儿童孤独症（childhood autism）”“婴儿孤独症（infantile autism）”。又称“自闭症”“坎纳综合征（Kanner syndrome）”。起病于婴幼儿期（3 岁前），以不同程度的社会交往障碍、交流障碍、局限的兴趣及刻板与重复行为方式为主要临床特征的一种广泛性发育障碍。也可常见到一些其他非特异性的问题，如恐惧症、睡眠和进食紊乱、发怒和指向自己的攻击。

房间隔缺损

atrial septal defect

左右心房之间的间隔发育不全或卵圆孔未闭合，造成两侧血流相通的先天性心脏病。占先天性心脏病的 10%～29.6%。包括原发孔未闭和继发孔未闭。可产生心脏左向右的分流。遗传度为 57%～60%，先证者同胞和子女的再发风险率为 2.5%～4.6%。

房室隔缺损

atrioventricular septal defect, AVSD

一种累及心脏房室瓣和间隔的多基因遗传病。包括从完全性房室隔缺损到二尖瓣裂缺在内的多种类型。完全性房室隔缺损常见于 21- 三体综合征，部分性房室隔缺损往往伴有二尖瓣的裂缺。此病由遗传因素和环境因素相互作用导致。发病率为 2%～7%。

肺动脉瓣狭窄

pulmonary stenosis

包括肺动脉瓣、肺动脉漏斗部和肺动脉总干及其分支狭窄。发病率占先天性心脏病的 7.0%。多呈多基因遗传，遗传度 50%，患者同胞的再发风险率为 2.7%～2.9%，子女为 2.9%～3.6%。

风湿热

rheumatic fever, RF

A 组溶血性链球菌感染咽部后引起的一种自身免疫性疾病，呈多基因遗传。目前研究显示，一些 B 细胞抗原基因与本病的遗传易感性相关。

复发性口腔溃疡

recurrent aphthous ulcer

一种多基因遗传病。口腔中反复产生圆形或椭圆形、浅而小的溃疡。在发生前无水疱作前驱，与疱疹引起的溃疡不同。溃疡处色浅黄，周围常有红晕，直径在 0.5 cm 以内，可同时出现一至数个。

高血压脑病

hypertensive encephalopathy

血压急剧升高导致的一过性急性全脑功能障碍综合征，是一种多基因遗传病。任何类型高血压只要血压显著升高均可引起，但临床常见于急进型恶性高血压合并肾衰竭患者。

高脂血症

hyperlipemia

一种多基因遗传病。由环境因素和遗传因素共同作用导致。血清总胆固醇、低密度脂蛋白胆固醇和甘油三酯水平升高。本质上是血清脂蛋白水平升高。

隐睾

cryptorchidism

又称“睾丸未降”。一种多基因遗传病。睾丸没有下降到正常阴囊位置的先天性畸形。包括腹腔内隐睾、腹股沟管隐睾、阴囊高位隐睾、滑动睾丸和异位隐睾 5 种。

共同性斜视

concomitant strabismus

一种多基因遗传病。眼位偏斜不能被融合功能所遏制，眼球运动无障碍，各种方向注视时斜视程度（斜视角）保持恒定。遗传度为 81.3%。

冠状动脉粥样硬化性心脏病

coronary atherosclerotic heart disease

冠状动脉粥样硬化使血管腔狭窄或阻塞和（或）冠状动脉功能性改变（痉挛）导致心肌缺血缺氧或坏死而引起的心脏病。临床分为隐匿型、心绞痛型、心肌梗死型、心力衰竭型（缺血性心肌病）、猝死型 5 种类型。

脊柱裂

spina bifida

一种多基因遗传病。部分椎管未完全闭合，缺损多在后侧。隐性脊柱裂即腰骶部脊椎管缺损，表面有皮肤覆盖，脊髓和脊神经正常，无神经症状。如有椎管缺损致脊髓、脊膜突出，表面皮肤包裹呈囊状，称为脊髓脊膜膨出，常有神经症状。

家族性高胆固醇血症

familial hypercholesterolemia, FH

一种以血浆低密度脂蛋白与胆固醇水平升高为特征的常染色体显性遗传病。为多基因遗传或高外显率的常染色体显性遗传（不规则显性）病。单基因遗传型的杂合子频率低。发病早，血脂水平高，多有黄瘤。多基因遗传型者罕见黄瘤，对降脂药物反应较单基因遗传型好。

家族性高甘油三酯血症

familial hypertriglyceridaemia

一种多基因遗传或常染色体显性遗传病。冠心病和外周血管疾病是其重要表现。

家族性复合高脂血症

familial combined hyperlipidemia

由遗传基因异常所致的血脂代谢紊乱。载脂蛋白 A Ⅰ和 C Ⅲ的基因簇异常可能是发病因素之一。早期表现为高甘油三酯血症，最突出的特征是在同一家庭成员中甚至同一患者不同时期，血浆脂蛋白谱有明显的不同。

近视

myopia

入眼睛的平行光线经屈折后，只能在视网膜前聚焦成像的一种屈光不正性眼病。以视近物清楚，视远物模糊为主要表现。为单基因遗传 / 多基因遗传病。因环境因素包括照明不佳，以及长时间、近距离阅读等不良习惯，使眼睛的调节肌处于持续的紧张收缩状态，进而调节能力减弱而发病。可从儿童时期发病，到 20 岁以后即很少进展。

惊恐障碍

panic disorder

又称“间歇性阵发焦虑（episodic paroxysmal anxiety）”“发作性阵发焦虑（outbreak paroxysmal anxiety）”。以反复出现严重惊恐发作为基本特征的精神障碍。发作并不限于任何特殊场合或环境，不可预测。主要症状常包括突然发生心悸、胸痛、哽噎感、头晕和感到不真实（人格解体和现实解体）。经常还有继发的对濒死、失控或发疯的害怕。

精神发育迟缓

mental retardation, MR

由先天或后天的各种不利因素（生物学因素、社会或心理因素、物理或化学因素等）导致的脑发育受阻。可造成智力障碍和社会适应不良。呈多基因 / X 连锁隐性 / 常染色体显性 / 常染色体隐性遗传。许多先天性遗传病会导致精神发育迟缓，部分精神发育迟缓为多基因遗传，尤其是轻度精神发育迟缓或边缘智力。

精神分裂症

schizophrenia

一组病因未明，以感知、思维、情感、行为等多方面的障碍与精神活动的不协调，以及精神活动与环境不协调为特征的最常见的精神病。遗传模式具有很高的异质性，所有的易感基因可能仅有较低的相对危险性。

开角型青光眼

open-angle glaucoma

又称“慢性单纯性青光眼”。一种具有很高的遗传异质性的多基因遗传 / 常染色体显性遗传病。特点是眼压升高时前房角仍然开放。高眼压不是由虹膜根部堵塞前房角引起，而是由滤帘、导流管等房水流出途径障碍所致。

类风湿关节炎

rheumatoid arthritis, RA

一种抗原诱发、T 细胞介导并与遗传相关的多系统炎症性自身免疫病。主要累及周围关节，呈对称性分布。临床表现为受累关节晨僵、疼痛肿胀及功能下降。

卵巢囊肿

oophoritic cyst

临床表现为小腹疼痛、不适，白带增多、色黄、有异味，月经失调，而且通常小腹内有一个坚实而无痛的肿块，有时性交会诱发疼痛。

慢性荨麻疹

chronic urticaria

一种自身免疫机制参与的过敏性皮肤疾病。因机体所产生自身抗体引发嗜碱性粒细胞脱颗粒，导致组胺释放和皮肤病变。

慢性阻塞性肺疾病

chronic obstructive pulmonary diseases

一种慢性气道阻塞性疾病的统称。主要是指具有不可逆性气道阻塞的慢性支气管炎和肺气肿两种疾病。起病缓慢，病程较长，主要症状包括慢性咳嗽、咳痰、气短、呼吸困难、喘息和胸闷。

脑梗死

cerebral infarction, CI

由于脑血液供应障碍引起的局部脑组织缺血、缺氧，导致局限性脑组织坏死的疾病。按发病机制可分为动脉粥样硬化性血栓性脑梗死、脑栓塞、腔隙性脑梗死及低血流动力性脑梗死等。

脑栓塞

cerebral embolism

各种栓子随血流进入颅内动脉使血管腔急性闭塞，引起相应供血区脑组织缺血坏死及脑功能障碍。

脑萎缩

brain atrophy

因各种原因导致脑组织本身发生器质性病变而产生萎缩的一类神经精神性疾病。

偏头痛

migraine

一种以周期性发作的头痛为特征的神经系统常见的慢性疾病。呈多基因遗传。其发生与血管活性物质密切相关，常有明显的诱发因素，如紧张、压力大、睡眠不足。

强直性脊柱炎

ankylosing spondylitis, AS

一种以累及中轴关节（脊柱）为主，并可侵及四肢关节和其他脏器的慢性进行性炎症疾病。*HLA-B27* 是迄今为止发现的与本病关联性最强的基因，还有一些基因可增加患病风险性。慢性腰骶部和髋部疼痛是最具特征性的早期症状。

雀斑

freckle

一种多发于面部的色素沉着斑。有家族聚集现象，部分呈常染色体显性遗传，部分呈多基因遗传。我国学者首次将其基因定位于染色体 4q32—q34。

热性惊厥

febrile convulsion, FC

曾称“高热惊厥”。由发热（体温至少 38 ℃）引起的癫痫发作。具有年龄依赖性和显著的遗传易感性，局限于 6 个月到 5 岁神经系统发育正常的儿童。中枢神经系统感染导致的发作、在热性惊厥前有非热性惊厥及有中枢神经系统异常的儿童均不能诊断为热性惊厥。

妊娠高血压

gestational hypertension

妊娠期出现一过性高血压、蛋白尿等症状，分娩后即随之消失的疾病。

三尖瓣闭锁

tricuspid atresia

一种紫绀型先天性心脏病，发病率占先天性心脏病的1%～5%。主要病理改变是三尖瓣闭锁，房间隔缺损，左心室肥大，右心室发育不良。

散光

astigmatism

眼球两个经线的屈光度不等，因此不能同时在视网膜上成像的屈光状态。通常是角膜曲度不均的后果。主要取决于角膜曲度，而角膜曲度很可能受多基因控制。

室间隔缺损

ventricular septal defect, VSD

左、右心室间隔发育不全形成异常交通，在心室水平产生左向右分流的常见先天性心脏病。占儿童期先天性心脏病的20%～30%、成人先天性心脏病的10%，可单独存在或为其他心脏畸形的组成部分，也是合并其他系统先天畸形最多的一种先天性心脏病。

特定发育障碍

specific development disorder, SDD

由于一种或一种以上基本心理过程的异常，在言语、阅读、书写、听讲、拼音、认知、综合能力或运动技巧能力等方面表现出的发育障碍。但并非由严重的智力障碍、感觉器官缺陷、情绪障碍或缺乏学习机会所造成。一类存在高度遗传异质性，部分家系为多基因遗传，而另一部分表现为单基因显性遗传。

特应性皮炎

atopic dermatitis

曾称“异位性皮炎”“遗传过敏性皮炎”。一种以慢性湿疹性皮肤肿块为临床特征的皮肤疾病。呈多基因遗传。表现为瘙痒、多形性皮损并有渗出倾向，常伴发哮喘、过敏性鼻炎。

痛风

gout

长期嘌呤代谢障碍、血尿酸增高引起组织损伤导致的一组多基因遗传病。临床特点为高尿酸血症、急性关节炎反复发作、痛风石形成、慢性关节炎和关节畸形，以及在病程后期出现肾尿酸结石和痛风性肾实质病变。

系统性红斑狼疮

systemic lupus erythematosus, SLE

自身免疫介导的、以免疫性炎症为突出表现的弥漫性结缔组织病。呈多基因遗传。主要临床特征是血清中出现以抗核抗体为代表的多种自身抗体和多系统累及。

先天性脑积水

congenital hydrocephalus

又称“婴儿脑积水”。出生时即存在的脑积水。具有高度遗传异质性，呈 X 连锁隐性或多基因遗传。常有脑室系统扩大、颅内压增高及头围增大。

先天性脐疝

congenital umbilical hernia

一种先天性发育缺陷。为多基因遗传病。脐环未闭合或脐带脱落后脐带根部组织与脐环黏连愈合不良，腹腔脏器由脐环处向外突出到皮下形成脐疝。

先天性青光眼

congenital glaucoma

胚胎时期发育障碍，使房角结构先天异常或残留胚胎组织，阻塞房水排出通道，导致患儿出生后不久或儿童期眼压升高的一类疾病。呈多基因 / 隐性 / 显性遗传和 X 连锁遗传，表现为遗传异质性。

先天性小耳畸形

congenital microtia

又称“小耳畸形综合征”。一种多基因遗传病。主要临床表现为外耳形态改变，外耳的基本结构消失或部分消失，仅有残余耳软骨及部分耳垂，甚至没有上述结构，而且常伴有外耳道闭锁、中耳畸形和颌面部畸形等症状。

先天性心脏病

congenital heart disease

又称“先天性心脏畸形（congenital heart deformity）”。胚胎时期心脏和大血管发育异常所形成的一大类疾病。患者出生时即患有心血管畸形，确切病因仍不完全清楚。目前认为除少数由单基因突变和染色体畸变引起外，大多数由遗传因素和环境因素相互作用引起。

心房颤动

atrial fibrillation, AF

简称“房颤”。一种多基因遗传或常染色体显性遗传病。病理原因导致心房产生 250～600 次 / 分不规则的心房激动频率。心跳往往快且不规则，有时可以达到 100～160 次 / 分，而且节律不整齐，心房失去有效的收缩功能。

雄激素性脱发

androgenetic alopecia

又称“男性型脱发（male pattern alopecia）”。其特征是前额上部或者顶部头发逐渐变得稀少，最后皮肤变光滑或仅留少许毳毛。多见于20～30岁男性。与遗传、雄性激素过多及皮脂溢出等有关。

抑郁症

depressive disorder

一组以显著的心境低落为主要特征的精神障碍。呈多基因遗传。常伴有相应的思维和行为改变。

银屑病

psoriasis

一种多基因缺陷导致的疾病。在多种诱发因素如外伤、感染或药物等的刺激下发生。典型皮损表现为境界清楚的红斑，上覆银白色鳞屑，刮除鳞屑可见发亮薄膜，刮破薄膜后见点状出血。好发于四肢伸侧及腰骶部。严重者可累及全身、关节。

婴儿猝死综合征

sudden infant death syndrome, SIDS

平时看似健康的婴儿，在睡眠中安静地突然死亡的综合征。是 2 周到 1 岁婴儿最常见的死亡原因。占该年龄组死亡率的 30%。是多种因素综合作用的结果，遗传因素包括离子通道蛋白相关基因和 5- 羟色胺转运体相关基因突变等。

婴儿湿疹

infantile eczema

俗称“奶癣”。发生在婴儿头面部的一种急性或亚急性湿疹。呈多基因遗传。

原发性高血压

essential hypertension, EH

遗传和环境因素相互作用引发的高血压。以体循环动脉压升高为主要表现。占所有高血压的 90% 以上。有家族聚集倾向，父母一方有高血压者子女高血压的患病率是无高血压者子女的 2～3 倍。

原发性视网膜脱离

primary detachment of retina

又称“孔源性视网膜脱离（rhegmatogenous retinal detachment, RRD）”。在视网膜裂孔形成的基础上，液化的玻璃体经视网膜裂孔进入视网膜下，使视网膜神经上皮与色素上皮分离的现象。

特发性震颤

essential tremor, ET

又称“原发性震颤”。人类常见的一种多基因遗传性/常染色体显性遗传性运动障碍疾病。患者身体的一部分或几部分呈节律性、不自主的来回振荡运动。主要特征是手和臂的动作性或姿势性震颤。

圆锥角膜

keratoconus

角膜顶点变薄，向前突出，呈圆锥形的一种眼病。常有浓密的白色斑点混浊。

远视

hypermetropia

入眼平行光线经屈折后，只能在视网膜后聚焦成像的一种屈光不正性眼病。以视远物清楚，视近物模糊为主要表现。低中度远视符合多基因遗传；高度远视可能为常染色体隐性遗传。

情感性精神病

affective psychosis

又称“躁狂抑郁性精神病（manic-depressive insanity, MDI）”。一组以情感活动过度高涨或低落为基本症状的精神病。呈多基因遗传。临床特征为躁狂或抑郁反复发作，或交替发作。两次发作之间有明显的间歇期，此时精神活动完全正常。

脂溢性皮炎

seborrheic dermatitis

发生于头面及胸背等皮脂溢出部位的一种慢性炎症性皮肤病。呈多基因遗传。

重症肌无力

myasthenia gravis

一种神经－肌肉接头部位因乙酰胆碱受体减少而出现传递障碍的自身免疫性疾病。呈多基因遗传。以骨骼肌易疲乏为特征。

主动脉缩窄

coarctation of aorta

主动脉管腔的不同程度的局部狭窄。人群发病率为（5～6）/万，有明显的种族差异。呈多基因遗传，遗传度约为75%。患者同胞再显风险率为1.8%～2%，子女为2%～2.6%。

注意缺陷多动障碍

attention deficit and hyperactive disorder, ADHD

又称“儿童多动症”。与同龄儿童相比，以同时有明显的注意力集中困难、注意持续时间短暂及活动过度或冲动为主要特征的一种精神障碍。呈多基因遗传。常导致明显学习与社交能力受损。

子宫肌瘤

uterus myoma

子宫平滑肌组织增生而形成的良性肿瘤，含有少量纤维结缔组织。呈多基因遗传，多见于 30～50 岁妇女，多无症状，少数表现为阴道出血、腹部触及肿物及压迫症状等。

子宫内膜异位症

endometriosis

子宫内膜组织（腺体和间质）出现在子宫体以外部位的疾病。异位内膜可侵犯全身任何部位，但绝大多数位于盆腔脏器和壁腹膜，以卵巢、宫骶韧带最常见，其次为子宫及其他脏腹膜、直肠阴道隔等部位。是激素依赖性疾病。在形态学上呈良性表现，但在临床行为学上具有类似恶性肿瘤的特点，如种植、侵袭及远处转移等。持续加重的盆腔粘连、疼痛、不孕是其主要临床表现。

子宫腺肌病

adenomyosis

曾称“内在性子宫内膜异位症”。子宫内膜腺体和间质侵入子宫肌层引起的病变。常同时合并子宫内膜异位症或子宫肌瘤。主要症状为经量过多、经期延长和逐渐加重的进行性痛经。可能为多基因遗传病。

自身免疫性甲状腺病

autoimmune thyroid disease

由自身免疫紊乱导致的一种甲状腺疾病。为多基因遗传。患者血中可检出针对甲状腺抗原的自身抗体，包括甲状腺球蛋白抗体和甲状腺微粒体抗体等。患者可伴有轻度蛋白尿，少数甚至伴发肾病综合征。

左心发育不良综合征

hypoplastic left heart syndrome

包括单纯主动脉发育不良、主动脉发育不良合并主动脉瓣狭窄或闭锁的一组综合征。有或无二尖瓣狭窄或闭锁等。占先天性心脏病的 1%～2%。属多基因遗传。同胞患病率为 2.2%，再显风险率为 2%。

淀粉样变性病

amyloidosis

因一种以 β 结构的纤维蛋白为主的淀粉样物质在局部或全身组织和器官中沉积，导致多系统受累而引起的疾病。呈多基因 / 常染色体显性遗传。是多种因素引起的一组临床综合征。有遗传性和获得性之分。

动脉粥样硬化

atherosclerosis

一种由脂类物质（如胆固醇）沉积于动脉血管壁导致的病变。致病基因定位于 19p13.2—p13.3。脂类物质沉积、炎症反应等事件使得血管壁加厚、管腔变窄，最终导致血管封闭或伴随内皮消失而引发血栓形成。

7. 线粒体病和体细胞及未知模式遗传病

线粒体脑肌病

Kearns-Sayre syndrome, KSS

一种可导致铁粒幼细胞贫血和胰腺发育不良的线粒体遗传病。通常由于线粒体的 DNA 有不同的缺失，线粒体脑肌病和进行性眼外肌麻痹、皮尔逊综合征这三种综合征的症状可以在同一家庭的患者中或同一患者不同的疾病期发生转换。

快乐木偶综合征

Angelman syndrome

又称“天使综合征”“安格尔曼综合征”。一种严重学习障碍并伴随特殊面部表征与行为的神经性疾病。患者由于 15q11.2—q13 片段缺陷而发病。包括严重运动障碍、精神发育迟缓、共济失调、肌张力低下、癫痫、语言障碍，以巨大下颌、张口露舌、一逗就笑的特殊面容等为特征。受检者有特征性脑电图改变。安格尔曼（H. Angelman）于 1965 年报道描述此病。

胶原病

collagenopathy

一组能影响到支撑身体关节和器官处结缔组织的病症。其中Ⅱ型或Ⅺ型胶原蛋白缺陷，由 *COL11A1*、*COL11A2* 和 *COL2A1* 基因突变导致。

迟发性皮肤卟啉病

porphyria cutanea tarda

尿卟啉原脱羧酶的代谢缺陷所导致的一种皮肤型卟啉病。是卟啉病中最常见的一种类型。呈常染色体显性/隐性遗传。可能在遗传性尿卟啉原脱羧酶缺陷基础上因肝损害及服用某些药物或接触化学物质而发病。长期酗酒也可诱发本病。

雌激素不敏感综合征

estrogen insensitivity syndrome

又称“雌激素抵抗（estrogen resistance，ESTRR）”。雌激素受体缺陷导致的先天性雌激素缺乏。呈常染色体隐性遗传。

弹性纤维假黄瘤

pseudoxanthoma elasticum, PXE

曾称“弹性假黄色瘤”。一种常染色体隐性遗传性结缔组织疾病。主要影响皮肤、眼和血管。异常的弹性纤维使颈部、腋下、腹股沟和脐周的皮肤增厚、起皱、无弹性及松弛。

儿童交替性偏瘫

alternating hemiplegia of childhood, AHC

一种由 *ATP1A2*（1q23.2）基因突变导致的少见的常染色体显性遗传性综合征。临床特征为交替性偏瘫伴锥体外系症状频繁发作和智力发育迟滞。通常在 4 岁前发作，症状有轻重之分。

儿童失神癫痫

childhood absence epilepsy, CAE

临床以典型失神发作为特征，发作频繁，每日可有多次发作的癫痫。脑电图为 3 Hz 的棘慢复合波。是儿童期最常见的癫痫类型之一，有一定的遗传倾向，预后良好。多数患儿可随年龄增长而逐渐缓解或稀发，约有 1/3 患儿至青春期发生强直阵挛发作或只有失神发作。

早老症

progeria

一种罕见的早老性遗传病。呈常染色体显性遗传。特征是儿童出现加速老化的外貌。

家族性地中海热

familial Mediterranean fever

一种常染色体隐性遗传病。特征是周期性高热，伴有腹部 / 胸部 / 关节痛与肿胀。由 *MEFV* 基因突变引起。*MEFV* 基因编码一种蛋白质，该蛋白质的作用是下调炎症反应。

毛发角化病

keratosis pilaris

一种慢性毛囊角化性皮肤病。典型特征为四肢伸侧可见针头大小、顶部尖锐的毛囊性丘疹，角栓内有卷曲的毛发，散在或簇集成群。也可发生于除掌跖部以外的全身各部位皮肤。女性多于男性。

难治性贫血

refractory anaemia

一种以单独红系发育异常为特征的骨髓增生异常综合征。红系无效造血导致贫血。诊断时必须排除其他造成红系异常的原因，如药物、病毒感染、免疫性疾病、先天性异常等。

青少年肌阵挛性癫痫

juvenile myoclonic epilepsy

一组在青春期起病的癫痫综合征。呈常染色体显性遗传。以双侧的、单次或反复多次的、不成节律的、不规则的、常累及上肢的肌阵挛样惊跳为特征。多数病例伴有全身性强直阵挛发作和失神发作。有明显的遗传倾向，遗传方式复杂。

妊娠滋养细胞疾病

gestational trophoblastic disease, GTD

一组来源于滋养层细胞的疾病。包括葡萄胎及滋养细胞肿瘤。完全性葡萄胎妊娠通常在妊娠初始 3 个月出现阴道出血，子宫较实际妊娠胎龄大，并且在超声中检查不到胎体部分，同时伴有绒毛膜促性腺激素（hCG）水平的增高。其他症状还包括妊娠剧吐、妊娠毒血症等。

麸质敏感性肠病

gluten sensitive enteropathy

又称“乳糜泻（celiac disease）”。一组具有遗传倾向的小肠自身免疫性疾病。呈常染色体隐性 / 多基因遗传。发病高峰人群主要是儿童与青年。患者对含麦胶的麦粉类食物异常敏感。临床表现是由营养物质消化吸收障碍导致的营养不良综合征，症状包括腹泻、腹痛、体重减轻、倦怠乏力等。

小眼畸形

microphthalmia

一组眼部发育疾病。通常因脉络膜裂畸形导致玻璃体液渗漏而发生。可分为单纯型和综合征型，可伴随白内障和眼组织残缺。可由多种基因突变或染色体异常导致，也可因胚胎发育期风疹或巨细胞病毒感染导致。

8. 遗传工程与遗传学研究方法

基因免疫

gene immunization

导入外源基因，诱导动物免疫系统对外源基因生成的蛋白质发生免疫应答的技术。

反义治疗

antisense therapy

利用与 DNA、RNA 或 miRNA 碱基互补的反义分子来封闭与疾病相关基因的表达以治疗疾病的方法。

体细胞杂交

somatic hybridization

将不同来源的体细胞融合成杂种细胞的过程。

体细胞重组

somatic recombination

体细胞有丝分裂时，因染色体重排或交换而发生的遗传重组。

全基因组关联分析

genome wide association study, GWAS

运用 DNA 芯片或测序等技术，对大规模的群体 DNA 样本，在全基因组层面上筛查与特定性状或疾病相关的高密度分子标记[如单核苷酸多态性（SNP）、拷贝数变异（CNV）或基因]的研究。是检测特定物种中不同个体间的全部或大部分基因，从而了解不同个体间的基因及变化差异，并寻找与复杂疾病相关的遗传因素的一种方法。

诱导性多能干细胞

induced pluripotent stem cell, iPS cell

在一定条件下，导入几种胚胎干细胞表达的转录因子基因，如山中因子（Yamanaka factor）等，使其重新编程而恢复多能性甚至全能性，从而获得与胚胎干细胞形态、表观遗传特征和分化能力相似的细胞。

名词故事

DNA 分子的双螺旋结构模型

DNA 分子的双螺旋结构模型的阐明，是 20 世纪重大的自然科学成就之一。1953 年，沃森（Watson）和克里克（Crick）提出 DNA 分子双螺旋结构模型，揭开了现代分子生物学的序幕，使遗传学的研究进入分子层次。在接下来的几十年间，分子遗传学、分子免疫学、基因组学等新学科不断涌现，为人类探索生命活动的规律与奥秘提供了基础，也为 DNA 重组技术、基因编辑技术等工具的发展提供了支撑。

1865 年，现代遗传学之父孟德尔（Mendel）发表的《植物杂交实验》证明了遗传因子的存在，但他并未揭示这一因子究竟是什么。1868 年，瑞士医生米歇尔（Miescher）从白细胞细胞核中首次发现了核酸。可惜的是，他认为不同物种的核酸性质过于接近，无法解释生物遗传的多样性。因此，米歇尔与遗传物质的发现擦肩而过。

1928 年，英国细菌学家格里菲斯（Griffith）通过肺炎双球菌的转化实验发现，将非致病型肺炎链球菌与热灭活的致病型肺炎链球菌混合，就会形成致病型菌株。这表明热灭活的致病菌株中释放出了遗传物质，可以导致非致病菌向致病菌的转化，证明了遗传物质的存在。为了搞清楚完成转化的究竟是哪种物质，1944 年，埃弗里（Avery）、麦克劳德（MacLeod）和麦卡蒂（McCarty）将热灭活的致病菌株提取液分离纯化得到的不同转化因子分别进行转化实验，证实了有活性的遗传物质是 DNA。这一严谨而精确的实验被认为是 20 世纪重要的生物学实验之一。1952 年，赫尔希（Hershey）和他的学生蔡斯（Chase）通过同位素标记的噬菌体侵染实验，最终证实 DNA 是遗传物质。赫尔希（Hershey）、德尔布吕克（Delbrück）、卢里亚（Luria）三人因发现病毒的复制机理和遗传结构而获得 1969 年诺贝尔生理学或医学奖。

与此同时，美国生物学家沃森（Watson）结识了他在 DNA 研究方面的同盟战友——英国生物学家克里克（Crick）。他们确信基因的本质是生物学的基础，而基因的关键是 DNA。因此，他们开始了对 DNA 结构的研究。1952 年，两人率先构建了 DNA 三螺旋结构模型，但该模型很快被证实是错误的，因此他们的工作陷于僵局。当时在研究 DNA 结构的并不只有沃森和克里克，伦敦国王学院的威尔金斯（Wilkins）和富兰克林（Franklin）

等人也在探究 DNA 结构的奥秘。威尔金斯在 1950 年首先采用 X 射线衍射技术来研究 DNA 的结构。富兰克林于 1952 年拍摄了一张非常清晰的 B 型 DNA 衍射照片，也就是著名的“照片 51 号”，被誉为“几乎是有史以来最美的一张 X 射线照片”。1953 年 1 月，沃森访问伦敦国王学院时，通过威尔金斯看到了这张照片，立刻意识到 DNA 形成了双螺旋结构，两个链以反平行方式排列。沃森和克里克结合奥地利生物学家夏格夫（Chargaff）提出的 DNA 中的腺嘌呤与胸腺嘧啶摩尔数相等，鸟嘌呤与胞嘧啶摩尔数相等的夏格夫法则，重启对 DNA 结构模型的构建。1953 年 3 月，沃森和克里克在实验室中联手搭建的 DNA 分子的双螺旋结构模型宣告成功。 1953 年 4 月，他们在《自然》（*Nature*）杂志上合作发表了《核酸的分子结构——脱氧核糖核酸的结构》。

DNA 分子的双螺旋结构模型极大地改变了人们对于遗传物质的认识，被誉为“生物学的一个标志，开创了新的时代”，标志着分子生物学的诞生，是科学史上的一个重要里程碑。沃森、克里克、威尔金斯三人因 DNA 分子的双螺旋结构模型的发现而获得 1962 年的诺贝尔生理学或医学奖。

人类基因组计划

人类基因组计划（Human Genome Project, HGP）是一项规模宏大的国际合作科学项目，旨在测定人类基因组包含的 30 亿个碱基对的核苷酸序列，绘制人类基因组图谱，阐明这些基因如何相互作用并控制机体的功能，达到破译人类遗传信息的最终目标。

1985 年，美国组织了一场讨论人类基因组测序的会议，形成了人类基因组计划草案。1988 年，美国成立了国家人类基因组研究中心。1990 年，人类基因组计划正式启动，总体计划在 15 年内投入至少 30 亿美元完成人类全基因组的测定工作。随后，英国、法国、日本、德国等国相继加入。1994 年，在众多科学家倡导下，中国人类基因组计划正式启动，中国成为第六个参与人类基因组计划的国家，也是其中唯一的发展中国家。1998—1999 年，中国先后在上海和北京成立了国家人类基因组南方研究中心和北方研究中心，参与研究计划。1999 年，中国接受了人类基因组 3 号染色体短臂上一个约 3 000

万个碱基对区域的测序任务，该区域约占整个基因组的1%。2000 年 6 月，参加人类基因组计划的六国科学家共同宣布，人类基因组草图的绘制工作已经完成。2001 年 2 月，《自然》（*Nature*）和《科学》（*Science*）杂志分别刊登了国际人类基因组测序联盟和美国塞莱拉基因技术公司的人类基因组序列草图及初步分析结果。2003 年 4 月，六国联合发布了《关于完成人类基因组序列图的联合声明》，标志着人类基因组计划基本完成。值得注意的是，该计划其实遗漏了大约 8% 的 DNA 序列，主要是 DNA 序列高度重复的染色体中间部分的着丝粒和末端的端粒。随着测序技术的不断发展，研究人员于 2022 年 4 月在《科学》（*Science*）杂志公布了首个完整的、无间隙的人类基因组序列。

人类基因组计划被誉为生命科学的“登月计划”，意义重大。人类基因组计划的完成极大促进了人们对人类基因组组成和功能的理解，推动了人类基因组学、生物信息学、新一代测序技术的发展，为基因疾病的诊断、治疗和预防提供了重要数据支撑，对人类健康事业的发展、科学进步和技术创新产生了深远影响。我国通过参与这一计划，获得了该计划的全部成果、数据和技术，建立起了大规模测序的全套技术及科研队伍，为我国今后的生物资源基因组研究及参与国际生物产业竞争奠定了基础。

A-1 型短指（趾）症百年之谜

1903 年，哈佛大学的法拉比（Farabee）在他的博士学位论文中分析了一个人类手部畸形的遗传家系，即 A-1 型短指（又称 Farabee 型短指）。这个短指家系实际上是人类遗传史上第一个有记录的符合孟德尔遗传规律的常染色体显性遗传病，可以说是人类遗传史上的里程碑之一。人类家族性 A-1 型短指（趾）症主要表现为患者的中间指（趾）节缩短，甚至与远端指（趾）节融合。该症作为典型案例长期出现在各国遗传学和生物学教科书中，世界各国科学家根据自己掌握的病例家系来寻找致病基因，却鲜有进展。2000 年，中国遗传生物学家、中国科学院院士贺林带领其科研团队率先成功揭开了这个百年之谜，首次把 A-1 型短指（趾）症致病基因定位于 2 号染色体长臂的特定区域，为致病基因的确定打下了坚实基础。2001 年，经过进一步深入的研究，贺林团队发现并克隆了导致 A-1 型短指（趾）症的 *IHH* 基因，首次将 *IHH* 基因控制骨骼发育的动物研究结论延伸到人类，并发现了该基因的点突变直接导致人类骨骼疾病，该成果在遗传生物学界产生了广泛的影响。这些研究成果也得到充分认可和高度评价，入选 2001 年中国基础科学研究十大新闻，《自然医学》（*Nature Medicine*）杂志还为此进行了专门述评。

随后，贺林团队与香港大学陈振胜研究组等继续合作，通过建立短指（趾）症小鼠模型，开展小鼠实验和细胞研究，发现 A–1 型短指（趾）症致病基因 *IHH* 的点突变造成骨骼组织中 Hedgehog 信号通路发生改变，最终导致中间指（趾）节的严重缩短甚至消失，成功揭示了 A–1 型短指（趾）症的致病机理。相关研究成果在《自然》（*Nature*）杂志上发表，并入选 2009 年中国基础科学研究十大新闻。至此，A–1 型短指（趾）症的研究经历了最初致病基因的定位、找寻、鉴别、克隆，到最后致病机理得到阐述，完整解答了一个遗传疾病的百年之谜。这一系列研究成果不仅清晰地阐述了 A–1 型短指（趾）症发生的分子机制，而且发现 *IHH* 基因可能参与指（趾）骨的早期发育调控，开拓了 *IHH* 基因在骨骼生长发育中新的角色，为现代遗传发育生物学增添了新的内容，对肢体和骨骼发育生物学有着重要意义。同时，这也为相关骨骼疾病的科学研究和临床诊断提供了有力依据，该结果可以直接用于产前诊断达到杜绝相应后代出现患者的目的。

基因编辑

基因编辑是指对基因进行定点修饰的一项基因工程技术，可以精确地实现对特定基因序列的插入、修改和替换。基因编辑依赖于经过基因工程改造的核酸酶，也称“分子剪刀”，通过特异性 DNA 序列识别结构域，定位到基因组特定位置,进行切割并产生DNA双链断裂，诱导 DNA 的损伤修复，从而实现对指定基因片段的定向编辑。

基于核酸酶的基因编辑技术发展迅速，到目前为止历经三代。从第一代锌指核酸酶（ZFN）技术、第二代转录激活因子样效应物核酸酶（TALEN）技术到第三代成簇规律间隔短回文重复序列（CRISPR-Cas9）技术，基因编辑效率不断提高，成本逐渐降低，应用范围不断扩大。

1996 年，ZFN 技术问世，它由锌指 DNA 结合域与非特异性限制性内切酶 FokI 融合而成。每个锌指结构域可以特异识别 3 个核苷酸，通过串联的锌指结构域实现 DNA 靶点序列的识别并进行切割。该方法定向高效、切割精准，广泛应用于遗传育种和基因治疗领域。但该技术设计复杂、成本较高且存在脱靶风险。

2011 年，TALEN 技术作为 ZFN 技术的替代物迅速发展，其工作原理与 ZFN 技术类似，包含一个非特异性限制性内切酶 FokI 和可定制的识别特异 DNA 片段的转录激活效应蛋白（TALE）。该技术设计简单、成本更低，迅速应用于基因修饰动物模型构建、基因治疗等领域，并入选 2012 年《科学》（*Science*）杂志年度十大科技突破。但由于其尺寸较大，装配 TALEN 编码质粒是一个冗繁且低效的工作。

相比于传统的基因编辑技术，近年来飞速发展的 CRISPR–Cas9 技术更加简便、高效、精确。CRISPR–Cas 系统是细菌和古菌在进化中获得的抵御噬菌体及外源 DNA 入侵的适应性免疫系统。当噬菌体或者外源基因侵入到细菌体内后，其部分基因片段会被细菌的 CRISPR–Cas 系统整合到基因组的 CRISPR 序列区。CRISPR 序列包含多个短而保守的重复序列（repeat）和间隔序列（spacer）。重复序列含有回文序列，可以形成发卡结构；而间隔区则是被细菌俘获的外源 DNA 片段序列。当这些噬菌体或外源基因再次入侵时，细菌启动降解入侵遗传物质的记忆机制，其 CRISPR 序列经过转录及剪切产生短的 crRNA，crRNA 与反式转录的 tracrRNA 形成双链 RNA 引导 Cas9 蛋白（核酸内切酶）介导序列特异性的外源 DNA 切割。

2012 年，杜德娜（Doudna）与卡彭蒂耶（Charpentier）两个团队合作在《科学》（*Science*）杂志发表了关于利用 CRISPR-Cas 系统在体外对 DNA 进行精确切割的开拓性研究论文。他们将 tracrRNA 和 crRNA 整合为一条单链——引导 RNA（sgRNA），通过设计与靶序列互补的 sgRNA 可引导 Cas9 核酸酶对靶基因的精准切割，从而开创了一种高效的 RNA 指导的基因编辑方法。两位女科学家因发现 CRISPR 基因编辑工具而获得了 2020 年诺贝尔化学奖。

2013 年，华裔生物学家张锋团队在《科学》（*Science*）杂志发表了关于利用 CRISPR-Cas 系统实现对哺乳动物细胞进行基因编辑的论文，这一工作加速推进了 CRISPR-Cas 技术在生物医学领域的应用。目前，该技术已广泛应用于基因表达调控和基因功能研究、细胞和动物模型的构建、癌基因和药物靶点的筛选，在基因治疗领域更是有着巨大的潜力，将为单基因遗传病、癌症等疾病提供全新的治疗策略。

表观遗传学

DNA 是遗传信息的主要载体，其对物种表型（性状、形态、行为等）起决定作用。但是，人们发现了越来越多经典遗传学无法解释的现象，比如，同卵双胞胎的遗传物质几乎完全一样，为何两者总存在某些方面的差异？人类含有肝细胞、肌肉细胞、神经元等多种细胞类型，其几乎含有相同的遗传物质，为何会产生不同的细胞表型？随着研究的深入，人们将这类区别于经典遗传学的，不依赖于 DNA 序列改变的表型可遗传变化称为“表观遗传”，即在基因序列不变的情况下，基因的化学修饰导致的基因表达的改变。表观遗传修饰主要包括 DNA 甲基化、组蛋白甲基化、组蛋白乙酰化、RNA 修饰和非编码 RNA 等。因此，基因组含有两类遗传信息，一类是 DNA 序列提供的遗传信息；另一类是表观遗传学信息，其决定何时、何处、以何种方式执行遗传信息的指令。

表观遗传学的概念最初是由英国发育生物学家沃丁

顿（Waddington）于1942年提出的，用于描述个体生物发育过程中基因型不变而表型改变的现象。他将表观遗传学理解为一般发育过程的科学，与当今主流定义不同。1958年，美国遗传学家南尼（Nanney）提出“遗传系统和表观遗传系统”概念，强调不改变DNA序列，对可变化的染色质状态的遗传的观点。1964年，奥尔弗里（Allfrey）等人发现组蛋白乙酰化状态与基因活性密切相关。1996年，表观遗传先驱、美国分子生物学家艾利斯（Allis）和同事提供了组蛋白乙酰化与基因表达调控相关的直接证据。在20世纪70年代中期，英国分子生物学家霍利迪（Holiday）等人提出了DNA甲基化（特别是5-甲基胞嘧啶）在基因调控中的作用。1979年，他进一步提出DNA甲基化是表观遗传的。1980年，人们普遍接受了DNA甲基化和基因抑制之间的关系。1983年，人类首次在癌症中证实DNA甲基化的过程。1987年，根据DNA甲基化可改变基因表达这个共识，相关科学家提出了现在广为接受的表观遗传学概念：研究非DNA序列变化所致的可遗传的基因表达变化。此后，表观遗传学理论被美国遗传学家里格斯（Riggs）与英国遗传学家伯德（Bird）不断完善。最终，在2008年冷泉港学术会议上，人们达成了关于表观遗传学的共识，即“DNA 序列未改变的情况下，染色体变化所导致的稳定遗传的表型”。

过去的二十多年间，表观遗传学全面蓬勃发展，除了 DNA 甲基化与组蛋白修饰外，人们发现 RNA 的表观修饰与非编码 RNA 在调控基因表达和染色质构象等方面都发挥了重要作用。值得注意的是，华裔生物学家何川于 2010 年首次提出“RNA 表观遗传学”假说，极大拓展和丰富了表观遗传学的研究领域。

作为一门新兴的前沿学科，表观遗传学不仅对基因的表达、调控、遗传有重要作用，而且在物种形成、生物进化、作物改良和人体生长发育、疾病的诊断与精准治疗中都具有极其重要的作用。

名词工作实录

◎ 1978年10月6日，国家科委、中国科学院联合向国务院提交《关于成立全国自然科学名词审定委员会的报告》。

◎ 1978年12月15日，国务院批准成立全国自然科学名词审定委员会，由中国科学院副院长严济慈负责组织筹建工作。

◎ 1984年8月6日，全国自然科学名词审定委员会组成领导机构。经中国科学院院长办公会议决定，钱三强院士任全国自然科学名词审定委员会主任，叶笃正院士等任副主任。

◎ 1985年4月25日，全国自然科学名词审定委员会在北京召开成立大会。钱三强主任致开幕词，叶笃正副主任做专题报告，中国科学院卢嘉锡院长做闭幕式讲话。会议通过了《全国自然科学名词审定委员会组织条例》和《全国自然科学名词审定委员会审定工作条例》。

◎ 1986年1月20日，全国自然科学名词审定委员会召开主任、副主任会议，研讨了自然科学名词审定公布形式、人名和地名定名原则及方法等事项。

◎ 1986 年 7 月，第一届医学名词审定委员会成立，吴阶平院士任主任委员。

◎ 1987 年 7 月 10 日，国家科委、中国科学院向国务院提交《关于公布天文学名词的请示》。

◎ 1987 年 8 月 12 日，《国务院关于公布天文学名词问题的批复》（国函〔1987〕142 号）文件批示："全国自然科学名词审定委员会是经国务院批准成立的。审定、公布各学科名词，是该委员会的职权范围，经其审定的自然科学名词具有权威性和约束力，全国各科研、教学、生产、经营、新闻出版等单位应遵照使用。天文学以及以后各学科经审定的自然科学名词，国务院授权该委员会自行公布。"

◎ 1987 年 9 月 25 日，全国自然科学名词审定委员会在北京召开工作会议。国务院副总理李鹏向大会发来贺信，国务委员宋健、中国科协主席钱学森、中国科学院院长周光召等出席大会并讲话。

◎ 1990 年 1 月 6 日，全国自然科学名词审定委员会召开公布学科名词新闻发布会，发布了 8 种学科名词。

◎ 1990 年 1 月 8 日，全国自然科学名词审定委员会在北京召开第二届委员会全体会议，全国人大常委会副委员长严济慈、国务委员宋健、全国政协副主席钱伟长、国防科工委科技委主任朱光亚、中国科学院副院长胡启恒等同志出席会议。会议审议通过了钱三强主任所做工作报告和《自然科学名词审定的原则及方法》。

◎ 1990 年 6 月 23 日，国家科委、中国科学院、国家教委、新闻出版署联合下发《关于使用全国自然科学名词审定委员会公布的科技名词的通知》。该通知明确提出认真贯彻《国务院关于公布天文学名词问题的批复》精神：（1）各新闻单位要通过各种传播媒介宣传名词统一的重要意义，并带头使用已公布的名词；（2）各编辑出版单位今后出版的有关书、刊、文献、资料，要求使用公布的名词。特别是各种工具书，应把是否使用已公布的规范词，作为衡量该书质量的标准之一；（3）凡已公布的各学科名词，今后编写出版的各类教材都应遵照使用。

◎ 1991 年 5 月 23 日，全国自然科学名词审定委员会召开科技术语研讨会，就科技术语的理论与实践、数据库建设以及我国科技术语发展史等课题进行了研讨。

◎ 1992年9月23日，经国家科委、中国科学院联合提名，我国著名化学家卢嘉锡院士接任全国自然科学名词审定委员会主任。

◎ 1993年4月27日，在海协会和海基会举行的第一轮“汪辜会谈”中，将“探讨两岸科技名词统一”问题列入《汪辜会谈共同协议》之中。

◎ 1994年5月13日，全国自然科学名词审定委员会在北京召开“促进海峡两岸科技名词交流与统一工作座谈会”，标志着两岸科技名词对照统一工作正式启动。

◎ 1995年9月27日，中央机构编制委员会办公室批准中国科学院成立“全国自然科学名词审定委员会事务中心”，作为全国自然科学名词审定委员会的常设办事机构。

◎ 1995年12月6日，全国自然科学名词审定委员会在北京召开第三届委员会全体会议，卢嘉锡主任做大会报告，全国人大常委会副委员长吴阶平等出席大会并讲话。至1995年5月，全国自然科学名词审定委员会共建立49个审定分委员会，组织审定、公布出版了 29 种学科名词。部分学科还启动了科技名词加注定义或注释的工作。

◎ 1996 年 6 月 23 日，全国自然科学名词审定委员会在黄山召开两岸天文学名词对照研讨会。这是海峡两岸专家联合召开的第一次科技名词研讨会。

◎ 1996 年 7 月 16 日，全国自然科学名词审定委员会派员参加在台北召开的海峡两岸航海科技名词对照座谈会。这是第一次组团赴台参加两岸科技名词研讨会。

◎ 1996 年 9 月 10 日，全国自然科学名词审定委员会召开科技新词工作会议，研究和探讨科技新词发布试用工作。科技新词工作自此开始启动。

◎ 1996 年 12 月 23 日，中央机构编制委员会办公室批准“全国自然科学名词审定委员会”更名为“全国科学技术名词审定委员会”。

◎ 1997 年 7 月 18 日，全国科学技术名词审定委员会召开科技新词发布会，发布第一批推荐使用的信息科技新词。自此不定期发布科技新词。

◎ 1997 年 8 月 22 日，全国科学技术名词审定委员会首次召开科技名词应用推广工作交流研讨会。

◎ 1998 年 7 月 8 日，全国科学技术名词审定委员会在北京召开新闻发布会。全国政协副主席卢嘉锡和全国人大常委会副委员长许嘉璐出席了会议。会议发布 101—109 号元素汉语定名等。

◎ 1998 年 12 月 25 日，全国科学技术名词审定委员会创办了向国内外公开发行的学术刊物《科技术语研究》，卢嘉锡院士为刊物名誉主编，路甬祥院士为刊物主编。

◎ 2000 年，第二届医学名词审定委员会成立，翁心植院士任主任委员。1989 年到 2002 年，全国科学技术名词审定委员会公布出版 7 本《医学名词》，其中包括医学遗传学名词 879 条，均未加注定义。

◎ 2000 年 6 月 15 日，全国科学技术名词审定委员会召开第四届委员会全体会议。路甬祥副主任致大会开幕词，相关部委领导程津培、胡启恒、江蓝生、郭传杰等做讲话。大会审议通过了新修订的《全国科学技术名词审定委员会组织条例》和《科学技术名词审定原则及方法》。

◎ 2000 年 7 月 20 日，全国科学技术名词审定委员会与国际术语信息中心（Infoterm）签署合作协议，成为国际术语学组织的联合成员。

◎ 2002 年 3 月 19 日，经科学技术部、中国科学院联合提名，中国科学院院长路甬祥院士接任全国科学技术名词审定委员会第四届委员会主任。

◎ 2002 年 10 月 21 日，由全国科学技术名词审定委员会组织的中国科技名词代表团，对欧洲国家有代表性的术语机构和组织进行了访问。

◎ 2004 年 3 月 30 日，全国科学技术名词审定委员会网站正式开通，标志着我国具有了规范科技名词推广和普及的现代化平台。

◎ 2004 年 12 月 24 日，全国科学技术名词审定委员会和黑龙江大学联合举办首届中国术语学建设研讨会，对我国术语学建设等议题进行了深入分析和研讨。

◎ 2005 年 9 月 8 日，全国科学技术名词审定委员会召开第五届委员会全体会议暨成立二十周年纪念大会。全国科学技术名词审定委员会主任路甬祥院士致开幕词，相关部委领导赵沁平、江蓝生等出席会议并做了讲话。会议首次表彰了作出突出贡献的63位专家。至2005年，全国科学技术名词审定委员会共建立61个审定分委员会，公布出版66种科学技术名词，出版5种海峡两岸科技名词对照本。

◎ 2005年11月，第三届医学名词审定委员会成立，陆道培院士任主任委员。

◎ 2006年10月30日，全国科学技术名词审定委员会与国家新闻出版总署联合举办首届“出版物规范应用科技名词培训班”，国家新闻出版总署于永湛副署长出席开幕式并讲话。

◎ 2007年5月24日，全国科学技术名词审定委员会接待马来西亚教育部副部长拿督韩春锦率马来西亚华语规范理事会代表团来访。

◎ 2008年7月15日，全国科学技术名词审定委员会与国家语言文字工作委员会联合发布《奥运体育项目名词》，向2008年奥运会赠送贺礼。

◎ 2009 年 4 月 23 日，全国科学技术名词审定委员会召开新词工作委员会成立大会暨第一次工作会议。

◎ 2009 年 12 月 15 日，全国科学技术名词审定委员会召开工作经验交流会。

◎ 2010 年 10 月 21 日，全国科学技术名词审定委员会在北京召开第六届委员会全体会议。路甬祥主任致开幕词。会议表彰了一批优秀分委员会及先进个人、审议通过《国家科学技术名词规范化工作发展规划纲要（2010—2020）》和《科学技术名词审定原则及方法》等文件。

◎ 2010 年 10 月 30 日，全国科学技术名词审定委员会在南京大学召开首届“面向翻译的术语研究”学术研讨会。

◎ 2011 年 6 月，第三届医学名词审定委员会成立医学遗传学名词审定分委员会，贺林院士任主任委员。2021 年，全国科学技术名词审定委员会公布出版《医学遗传学名词》，共 2 301 条，均有定义或注释。

◎ 2012 年 4 月，第四届医学名词审定委员会成立，陈竺院士任主任委员。

◎ 2013年4月12日，军事科学名词审定工作第一次会议在北京召开。路甬祥主任、军事科学院刘成军院长和解放军各相关单位领导和专家出席会议。

◎ 2013年10月13日，科技名词规范纳入全国出版专业技术人员职业资格考试范围。

◎ 2014年4月30日，第一部全面采用公布名词的民族语科技词典《汉英维科技大词典》问世。全国科学技术名词审定委员会长期支持民族地区科技名词工作初见成效。

◎ 2014年6月25日，全国科学技术名词审定委员会发布试用经新词工作委员会审定的首批204条科技新词。

◎ 2014年7月4日，全国科学技术名词审定委员会先后开通实名认证微博及微信公众号，对社会提供服务。

◎ 2015年3月20日，经科学技术部、中国科学院联合提名，中国科学院院长白春礼院士接任全国科学技术名词审定委员会第七届委员会主任。

◎ 2015 年 12 月 28 日，全国科学技术名词审定委员会在北京召开第七届委员会全体会议。第六届委员会主任路甬祥做工作报告，第七届委员会主任白春礼做大会总结。会议表彰了 15 个优秀分委员会和 30 位先进个人。至 2015 年，全国科学技术名词审定委员会共建立 95 个审定分委员会，公布出版 100 种科技名词（其中有 48 种名词加注了定义），出版 26 种海峡两岸科技名词对照本。

◎ 2016 年 6 月 15 日，“术语在线”（termonline.cn）网站上线。全国科学技术名词审定委员会将审定公布名词查询服务从官网迁移到该网站。

◎ 2017 年 5 月 9 日，全国科学技术名词审定委员会联合中国科学院、国家语言文字工作委员会召开发布会，发布 113 号、115 号、117 号、118 号元素中文名称。

◎ 2019 年 6 月 30 日，由白春礼担任总主编、路甬祥担任名誉总主编的《中华科学技术大词典》（10 卷）正式出版。

◎ 2019 年 7 月 15 日，全国科学技术名词审定委员会在“学习强国”平台推出“每日科技名词”栏目。

◎ 2020 年 10 月 16 日，全国公共卫生与预防医学名词审定委员会成立会议在北京召开，白春礼主任出席会议并为委员颁发聘书。

◎ 2021 年 5 月 28 日，全国科学技术名词审定委员会与贵阳市政府合作完成《大数据百科术语辞典》（20 卷）的编纂和出版。

◎ 2021 年 10 月 27 日，全国科学技术名词审定委员会联合北京 2022 年冬奥会和冬残奥会组织委员会、国家语言文字工作委员会，共同发布《冬奥会体育项目名词》。

◎ 2022 年 3 月 23 日，经科学技术部、中国科学院联合提名，中国科学院院长侯建国院士接任全国科学技术名词审定委员会第八届委员会主任。

◎ 2023 年 12 月 16 日，全国科学技术名词审定委员会首次召开港澳科技名词工作座谈会。

◎ 2023 年 12 月 26 日，全国科学技术名词审定委员会召开首次年度工作会议，设成果发布、工作研讨等环节。“笃正讲堂”首次开讲。会上联合国家语言资源监测与研究平面媒体中心等机构发布年度十大科技名词。

◎ 2024 年 4 月 12 日，全国科学技术名词审定委员会策划的“中国公共卫生与预防医学知识体系建设”丛书、“词说学科”丛书同时入选 2024 年度国家出版基金资助项目。

◎ 2024 年 9 月 3 日，“词说学科”丛书入选“十四五”国家重点出版物出版规划项目。

◎ 2024 年 11 月 23 日，在全国科学技术名词审定委员会 2024 年年度工作会议上，首次发布年度学科研究前沿热点词 63 条。

◎ 2024 年 12 月 19 日，随着全国艺术学名词审定委员会在南京成立，全国科学技术名词审定委员会共建立一级学科名词审定委员会 102 个，公布出版 170 种科技名词（其中有 115 种名词加注了定义），出版

45 种海峡两岸科技名词对照本。

◎ 2025 年 4 月，“词说学科”丛书（首批 62 册）由大连理工大学出版社正式出版。

参考书目

[1] 医学名词审定委员会 . 医学遗传学名词 [M]. 北京：科学出版社，2021.

[2] 玛恩查 . 人类疾病的遗传基础 [M]. 罗逊，万正忠，译 . 北京：科学普及出版社，1984.

[3] 余其兴，赵刚 . 人类遗传学导论 [M]. 北京：高等教育出版社，2000.

[4] 全国科学技术名词审定委员会 . 中华科学技术大词典：医学卷 [M]. 北京：商务印书馆，2019.

[5] 孙树汉 . 临床遗传学导论 [M]. 上海：第二军医大学出版社，2013.

[6] FIRTH H，HURST J. 临床遗传学 [M]. 祁鸣，黄涛生，译 . 杭州：浙江大学出版社，2008.

[7] 孙树汉 . 医学分子遗传学 [M]. 北京：科学出版社，2009.

[8] 王培林，李冰，孙文靖 . 医学遗传学 [M]. 5 版 . 北京：科学出版社，2023.

[9] TOLLEFSBOL T. 表观遗传学手册：新分子和医学遗传学 [M]. 姚纪花，陈金中，蒋文君，译 . 北京：科学出版社，2011.

[10] 田廷科 . 课程思政融入医学遗传学教学的探索与实施途径 [J]. 卫生职业教育，2021，39（12）：39–41.

[11] 寻慧，温小军，张迎春，等 . 构建以自主学习为核

心的医学遗传学课程评价体系 [J]. 基础医学与临床，2019，39（05）：759–762.

[12] 陈德富，卢大儒，张飞雄，等 . 中国遗传学教学 40 年发展及展望 [J]. 遗传，2018，40（10）：916–932.

[13] 李元丰，韩玉波，曹鹏博，等 . 2015 年中国医学遗传学研究领域若干重要进展 [J]. 遗传，2016，38（05）：363–390.

[14] JORDE，LYNN B. Medical Genetics[M]. Mosby：Elsevier–Health Sciences Division，2000.

[15] SZABO G, PAPP Z. Medical genetics[M]. Dusseldorf：Excerpta Medica，1977.

[16] DORIAN J, PRITCHARD BRUCE R, KORF. Medical Genetics at a Glance Second Edition[M]. Oxford：Black Well Publishing，2008.

名词索引

D

E

F

G

H

J

K

L

M

N

P

Q

R

S

T

W

X

Y

Z